字科學
生法

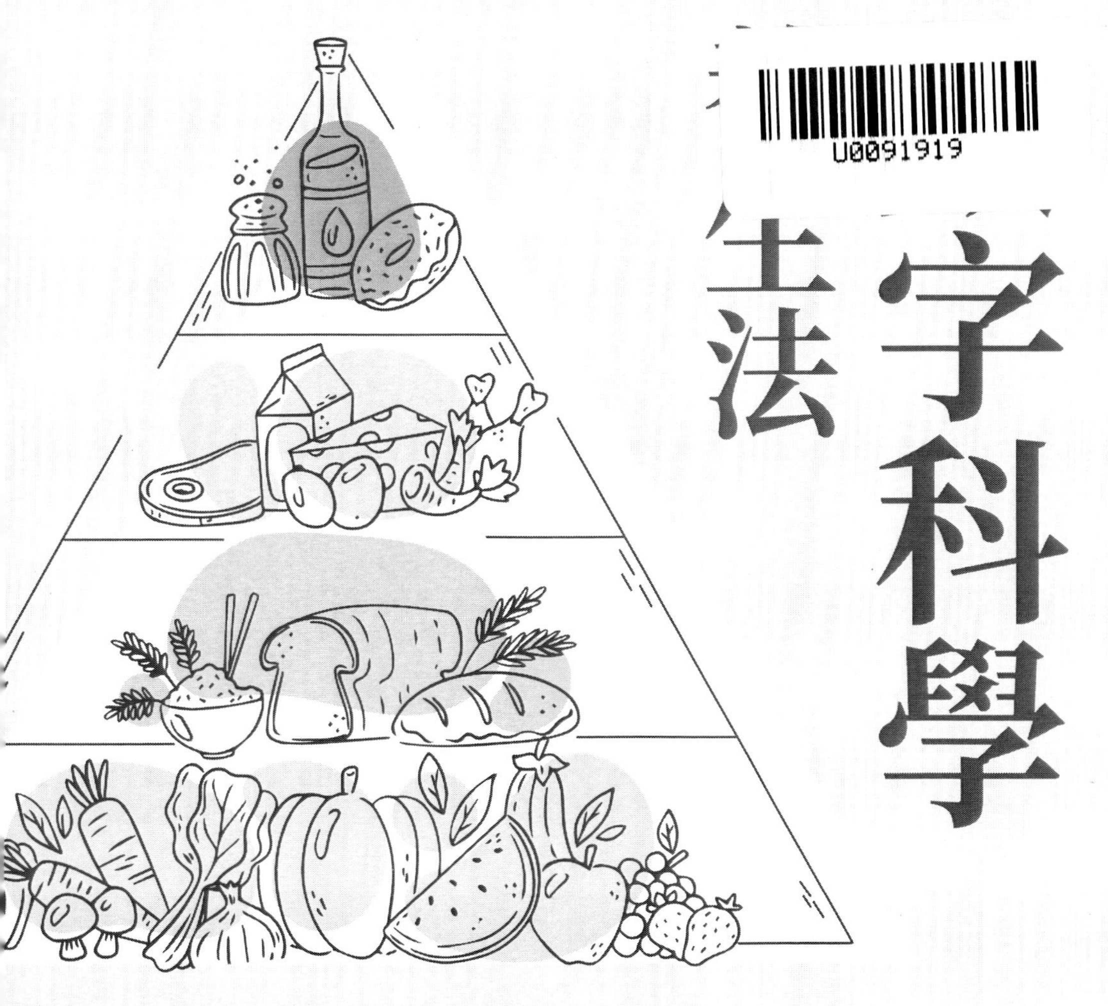

用數字避免亞健康上身

馬淑君 ——— 著

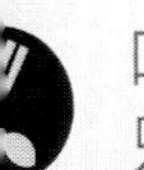 吃飯只吃 7 分飽

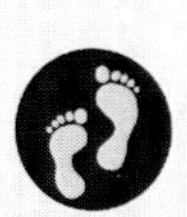 每天行走 6,000 步

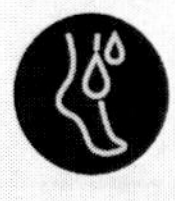 睡前泡腳 15 分

我們「數」說生活中的養生智慧

弋亞健康的發生率高達58.18% / 忽視手臂鍛鍊，肌肉將以每年270克的速度流失

%的疾病是由心理所引起，情緒問題不容小覷 / 10顆葡萄能預防中風

頭櫻桃可對抗關節炎 / 每天睡7小時的人，竟比睡足8小時的人更長壽

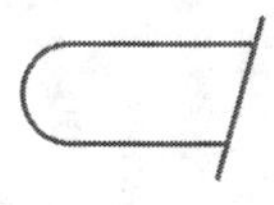

目錄

序　健康有四大基石，每一塊都要打牢

第一章　好食物帶來好營養——「數」說食物中的養生智慧

我們身體必需的七種營養素　12
每天三頓正餐，外加兩次點心　15
每餐只吃七八分飽　18
每天需要水 2,500cc 左右　19
每天攝取穀類食物 250 ～ 400 克　21
每天吃蔬菜 300 ～ 500 克　23
謹防「少菜多肉」五大錯誤觀念　24
每天吃水果 200 ～ 400 克　25
每天喝牛奶 300 克或食用相當量的乳製品　27
每天攝取 30 ～ 50 克大豆或食用相當量的豆製品　29
每天攝取魚蝦類 50 ～ 100 克　30
每天攝取禽畜肉類 50 ～ 75 克　32
每天攝取蛋類 25 ～ 50 克　34
每天食用油用量不超過 25 克或 30 克　36
每天食鹽攝取量不超過 6 克　38
成年男性每天飲用酒量少於 25 克，女性少於 15 克　39
三天不吃青，兩眼冒金星　41

目錄

晨吃三片薑 —— 獻給都市人的最好禮物 43
每日食三棗，青春永不老 45
一顆蘋果護心減肥 46
兩顆橘子護胃防癌 48
三顆西瓜相當於一粒威而鋼 50
四餐菠菜保護視力 52
十顆葡萄狙擊中風 53
二十顆櫻桃對抗關節炎 55
50 克南瓜籽保護前列腺 57

第二章　求醫不如求多動 ——「數」說運動中的養生智慧

每週運動不少於三至四次 62
運動的最佳時間為下午四點到晚上八點 63
每天步行 6,000 步 65
每隔一天做二十分鐘的重量訓練 67
每隔一天應做的仰臥起坐次數為二十四次 69
四個三分鐘，防病又健身 71
晨起九分鐘，養生有奇功 73

第三章　經絡這樣使用最有效 ——「數」說經絡中的養生智慧

子時（晚上十一點到次日一點）膽經當令 80
丑時（一點到三點）肝經當令 81
寅時（三點到五點）肺經當令 83

卯時（五點到七點）大腸經當令 85
辰時（七點到九點）胃經當令 86
巳時（九點到十一點）脾經當令 88
午時（十一點到下午一點）心經當令 90
未時（下午一點到十三點）小腸經當令 92
申時（下午三點到五點）膀胱經當令 94
酉時（下午五點到七點）腎經當令 96
戌時（晚上七點到九點）心包經當令 98
亥時（晚上九點到十一點）三焦經當令 100

第四章 學做自己的美容師——「數」說美容中的養生智慧

二十八天的養顏週期 104
每天保養的最佳時間 105
洗髮的最佳水溫是 37°C～ 40°C 108
洗臉時先用 35°C的溫水清潔，然後用冷水沖洗 110
成人體質指數為 18.5 ～ 24.9 112
男性腰圍要少於九十公分，女性則少於八十公分 114
手臂肌肉不鍛鍊，將以每年 270 克的速度消失 116
上下肢的黃金比例是 5：8 117
女性的最佳胸圍＝身高 ×0.515 119
女性的理想臀圍＝身高 ×0.542 121
人過了三十歲時就容易出現魚尾紋 123
眼袋出現的年齡一般發生在四十五歲左右 125

每天至少眨眼 200 下可預防紅血絲 127

第五章　不覓仙方覓睡方——「數」說睡眠中的養生智慧

二十四小時的睡眠週期 132
成人每天六至七小時的睡眠 133
我們需要額外的睡眠時間僅僅為六十分鐘 135
入睡的最佳時間是晚上九點到十一點 136
午休的時間最好控制在三十分鐘左右 138
健康睡眠四注意 140
三招改變臥室微環境 142
最適宜睡眠的臥室溫度應在 21℃～ 26℃ 143
七步驟趕走失眠症 145

第六章　七情不可過，過猶不及——「數」說心理中的養生智慧

心理健康的基石——人類的六大基本需求 150
人類 76%的疾病都是情緒性疾病 152
每天大笑十五分鐘可保護心臟 154
生氣十分鐘損耗的精力可用來跑 3,000 公尺 157
發火的時候先數十個數字 159
有 35%～ 40%的氣喘患者經不良暗示會誘發支氣管收縮 162
85%的現代人存在著心理問題 164

第七章　和諧性愛利養生——「數」說性愛中的養生智慧

性愛中的「七損八益」 168

正常做愛時間僅為三分鐘 170

女性高潮時間只有八秒 172

三十秒就能快速預熱 173

女性性高潮的八組私密資料 175

解讀女人身體的「慾望」週期 177

婦女四期節房事 180

人工流產後一年才適合懷孕 182

男性必吃的十一種健康食品 184

國際性醫學會：一分鐘內射精就算早洩 186

第八章　生活小細節決定一生大健康——「數」說生活中的養生智慧

年四十，而陰氣自半也 190

每天至少要享受日照一小時 192

零吸菸下的高額健康利潤 194

每天睡前飲用 50ml 的紅酒 196

每天刷牙兩次，讓你遠離齲齒痛苦 197

梳頭十分鐘，可以防中風 199

戴口罩防流感不要超過四小時 201

準媽媽一週內用電腦別超過二十小時 203

洗澡用水，五種溫度清洗五個部位 204

目錄

足浴時間一般為二十至三十分鐘 207

起床二十分鐘後再刮鬍子 209

老年人要注意三個半分鐘，三個半小時 211

第九章 順時養生，遠離醫生——「數」說四季中的養生智慧

老年人春季保健的「四要五忌」 216

夏季保健的五個錯誤觀念 219

防秋乏，需分四步走 221

秋季護胃重「五養」 223

老年人冬季保健的「三低六忌六注意」 226

冬季洗臉莫做四件事 230

冬季必不可少的六種湯 232

第十章 養生的真諦是未病先防——「數」說疾病中的養生智慧

亞健康的發生率為 58.18% 236

血壓不能高於 120/80mmHg 238

空腹血糖不能高於 5.6mmol/L 241

血脂中膽固醇不能高於 4.6mmol/L 243

男女痛風發病的比例通常是 20：1 245

0°C的氣溫是心肌梗塞的警戒值 247

附錄 1 古代名人的「數字」養生法

附錄 2 養生十二訣

序

健康有四大基石，每一塊都要打牢

世界衛生組織指出，在影響健康長壽的各項指數中，遺傳占15%、社會因素占10%、醫療占8%、氣候占7%、自我保健占60%。由此可見，我們的健康，多半掌握在自己手中。只有從自身入手，才能讓養生保健對身體機能產生更有利的影響。

而在談到養生智慧之前，首先需要明白的是，健康有四大基石，每一塊都是需要打牢的。在把四大基石安放牢固後，才會讓我們的養生之旅更具有智慧性。

健康第一大基石：合理的膳食。

民以食為天。養生就要先從飲食下手。不同的病症有不同的食物可以治療，這就像是對症下藥一樣，講究的還是「合理」二字。在健康飲食的理念中，一定要記住：多素少葷，營養搭配，一日多餐，營養均衡。

健康第二大基石：適量的運動。

運動養生早已經得到了很多人的認可。但需要注意的是，在運動之前一定要做好充分的熱身活動。上年紀的人以及患有疾病的人在選擇運動方式的時候要謹慎，運動強度也要有所調整，一切都以自己的人身安全為第一要義。

運動養生要做到三個字：三、五、七。「三」，一次三公里，持續三十分鐘以上；「五」，每星期最少運動五次；「七」，適量運動。提倡打太極拳。

健康第三大基石：平衡的心態。

積極樂觀的心態，是一切疾病的最終殺手。在所有的保健措施中，心理平衡是最重要的。如果一個人在疾病面前能夠始終做到積極樂觀，那他就已經掌握了開啟健康之門的金鑰匙。

健康第四大基石：充足的睡眠。

人的一生有 1/3 時間是在睡眠中度過的。好的睡眠對恢復體力、增強智慧、維持健康十分重要。科學研究還顯示，睡眠是提高身體免疫機能的一個重要過程。保證每天七至八個小時的充足睡眠，午間適當休息等，都有利於良好的睡眠習慣的形成。當人體得到了充分的休息調整後，會以更加飽滿的精神狀態去面對每的一天，並由此形成更好的心情、更好的胃口以及更好的體力，又怎麼會惹疾病上身呢？

在保證了健康四大基石的同時，還要注意戒菸戒酒，每半年進行一次身體檢查，身體不適要謹遵醫囑。因此真正的養生智慧，其實就在於我們平時不在意的一些小數字中。只要把這些數字串聯起來，就一定能掌握住智慧養生的真諦。

第一章　好食物帶來好營養——「數」說食物中的養生智慧

我們身體必需的七種營養素

人吃五穀雜糧才能長大，因每天攝取含在食物中的不同成分才能有強壯的身體。但我們每天炒菜做飯，僅僅是為了填飽肚子這麼簡單嗎？其實，吃，也要講究學問，講究營養搭配，此時就不得不去了解我們身體所必需的集中營養素。

食物有許多的分類。不同的食物有都有不同的成分、味道、顏色和營養價值。人的身體每天必須透過不同的食物攝取營養素，其可分為：醣類（又叫碳水化合物）、蛋白質、脂肪、礦物質、維他命、水和膳食纖維七大類。

知道這些營養素有何功效，對從飲食上保養身體，至關重要。

1. 蛋白質

蛋白質是構成生命的最基礎物質，也是我們身體的組織、酶和激素等物質的重要組成部分。蛋白質是身體生長發育時的必需品，它有利於我們的身體抵抗疾病和損傷，同時它也是為身體提供能量的不可或缺的元素。

1 克蛋白質可以提供約 4 大卡的熱量（相當於 16.7 千焦）。一般來說，女性一天應攝取 1,000 ～ 1,500 大卡，男性則為 1,500 ～ 1,800 大卡。而我們平時每日讓身體攝取的熱量中，蛋白質所產生的熱量要占總熱量的 12%～15%。

富含蛋白質的食物，也正是平常我們口中提到的好東西，如肉類、蛋類、禽類、魚類、乳製品、豆製品和堅果類，從這些食品中獲得的蛋白質被稱作是優質蛋白質。而在穀類、蔬菜、水果中含有的少量蛋白質的品質，相對來說要差一些。

需要注意的是：每天攝取蛋白質過多的話，會嚴重增加腎臟的負擔。

2. 脂肪

脂肪是人體攝取的熱量得以儲存的方式。如果長期攝取超過身體所需要的熱量，這些多餘的熱量就會以脂肪的方式儲存下來。換句話說，就是變胖了。1 克脂肪提供 9 大卡（37.6 千焦）的熱量。

但脂肪並不是一無是處，它可以協助脂溶性維他命被人體吸收。所幸的是，我們每天只需要少量的脂肪就能達到吸收脂溶性維他命的目的，不必擔心為了營養搭配而造成身材走樣的問題。通常情況下，人一天攝取的脂肪的熱量應小於總熱量的 30%，超過這個數值後，愛漂亮的女生就要有所擔心了。

我們知道，脂肪一般都藏在炒菜用的油脂中，以及奶油、動物油和動物的外皮等物質中。但現實生活中還有許多看不見的脂肪，藏在肉、禽、魚、乳製品、蛋中，還有堅果類食物如花生、瓜子、核桃，以及沙拉醬、油炸食品、漢堡等物質內。這些看不見的脂肪，往往才是造成身材肥胖的真正凶手。

3. 碳水化合物

碳水化合物，又稱醣類，是人體組織最主要的熱量來源，更是提供大腦熱量的特殊物質。1 克碳水化合物能產生 4 大卡的熱量，每天攝取的碳水化合物需占每日總熱量的 50%～ 60%。

從生物學角度講，醣類還分為單醣、雙醣和多醣等，他們主要的儲存介質有水果、蜂蜜、蔗糖、糖果、糕點、飲料、果醬、食用糖等甜味食品，以及麵包、燕麥、白米、穀物、蔬菜、豆類等澱粉類食品。

4. 維他命

維他命的作用，在於能將脂肪、蛋白質、碳水化合物的熱量從食物中分離出來，其同樣是維持正常生理機能所不可或缺的物質。

我們經常提到的維他命 B、C 等，屬於水溶性維他命。維他命 B 群在穀類、乳製品、肉類中存在，維他命 C 群在水果、蔬菜中廣泛存在。而維他命 A、D、E、K 等則屬於脂溶性維他命，多存在於油脂、乳製品、肉類、全穀製品、堅果類食品中。

補充維他命首先要明白自身缺少哪一種，然後才可對症下藥。

5. 礦物質

礦物質廣泛存在於肉類、魚類、乳製品、水果、蔬菜及穀類製品中。每天攝取一定量的礦物質，可以有效維持心臟、肌肉、神經系統的正常功能和體液平衡，並且保證骨骼、牙齒等更加堅實。

6. 水

人體的 2/3 都是水，水對身體的重要性不言自明。而我們的身體每一天透過汗液、尿液、糞便以及呼吸等排出去的水分約有 1 ～ 3 公升，若是不能及時補充水分，很容易造成身體脫水。

每天喝六至八杯水（約 2.5 公升左右），會對身體產生很大的好處。需要注意的是，不要喝不潔淨的水，更不要等到口渴了才去喝水。俗話說：「晨起皮包水，睡前水包皮，健康又長壽，百歲不成奇。」說的就是早起喝水，「水包皮」指的則是睡前洗腳，這兩者都被認為是簡單易行並且十分有效的養生保健法。

喝水最好喝常溫的白開水，可以減少對腸胃的刺激。早上喝水時記得要空腹，能產生促進血液循環、洗滌腸胃的功效。同時也不要大口喝水，以免嗆到肺部。

7. 膳食纖維

膳食纖維這個詞對大眾來說並不陌生，它是一種不會產生太多熱量的多醣，在滿足身體需求的同時，尤其對糖尿病的治療有很好的功效。每人每天需要從飲食中攝取低於 25 克的膳食纖維，因為它有利於清掃消化系統，促進排便功能，特別適用於便祕的患者。

膳食纖維分為不溶性纖維和可溶性纖維。不溶性纖維包括：纖維素、半纖維素、木質素，存在於穀類和豆類、種子的外皮及植物的莖和葉部；可溶性纖維包括：果膠、藻膠、豆膠等，存在於水果、蔬菜、海帶、紫菜、豆類、蒟蒻等中。

這些營養素在人體內會經過一系列複雜的變化，進而轉化成足夠的熱量供養給人體的組織和器官，由此才能保證我們每日的正常活動。

心中有「數」：

這七種營養素也並非攝取越多越好，只有保證彼此間的平衡，達到相互協調、相互制約的作用，才能使體內的各種新陳代謝活動處在平衡的狀態中。

每天三頓正餐，外加兩次點心

每天吃多少東西，每個人根據各自體質的不同會產生量的變化。但每天三頓正餐，卻是有合理的科學根據的。有一科學研究根據人體每日需要的熱量計算出三餐的熱量分配原則：早餐 30%、午餐 40%、晚餐 30%。如果按食量分配，早、中、晚三餐的比例為 3：4：3。

人一天吃幾頓飯比較合適？

遠古時候，由於食物缺乏，人類還過著如同野獸一般的穴居生活。因為並不是隨時能夠獵殺到動物，所以就需要一次性的補充足夠的熱量。當歷史過渡到農耕時代，人們開始過著日出而作日落而息的有規律的生活，每天的飲食也逐漸有了定律，一日兩餐成為固定標準。至今佛門中還有著「過午不食」的傳統規定。當發展到當代，我們每天都要面臨著快節奏的生活和高強度的壓力，日常飲食也從一日三餐逐漸演化到少量多餐。

在早、中、晚這三段時間裡，人體內的消化酶特別活躍，這說明人在什麼時候吃飯是由生理時鐘控制的。固體食物從食道到胃約需三十至六十秒，在胃中停留四小時才到達小腸。因此，一日三餐間隔四至五小時，從消化上看也是合理的。

1. 早餐

早餐是一天中最重要的一餐。經過一夜的睡眠後，前一天晚上攝取的熱量早已經被消耗殆盡，只有及時補充營養，才能確保一上午高效率的進行工作。又因為上班族早上並沒有太多的時間坐下來吃飯，所以早餐宜選擇一些營養價值高、少而精的事物，以易消化、易吸收、纖維質高的食物為主，最好能在生食的比例上占最高，如此，便能成為一天精力的主要來源。

科學研究發現，起床後不吃早餐會使血液黏稠度增加，從而增加心臟病的發作機率。有規律的吃早餐，是長壽的必要前提。

一般來說，起床後活動三十分鐘再吃早餐最為適宜，因為這時人的食慾最旺盛。早餐以奶、豆、蛋、蔬果為主，主食一般應吃含澱粉的食物，如饅頭、包子、麵包等，還要適當增加含蛋白質豐富的食物，如牛奶、豆漿、蛋等，再搭配一些小菜。

2. 午餐

午餐是一天中最主要的一餐，同時也是攝取量最大的一頓。俗話說：「中午飽，一天飽。」午飯需要吃一些能夠產生高熱量的炒菜，從而使體內的血糖維持在正常水準，以利下午的工作和學習。

午飯以肉、魚、禽、蛋、豆為主，主食可以選擇米飯和麵製品（饅頭、麵條、大餅、玉米麵、發糕等），應在 150 ～ 200 克左右。副食可以從肉、蛋、奶、禽類、豆製品類、海產類、蔬菜類中，根據自身的需要和口味任意搭配，約在 240 ～ 360 克左右。一般宜選擇 50 ～ 100 克的肉禽蛋類，50 克豆製品，再配上 200 ～ 250 克蔬菜。以腦力工作為主、活動量較少的上班族可以選擇一些莖類蔬菜、少許白豆腐、部分海鮮作為午餐的搭配，避免攝取過高熱量而造成肥胖，又能充分重啟大腦的活力。

要注意的是，午飯也不能夠吃太飽，吃到八分飽左右即可。

3. 晚餐

「晚飯少一口，活到九十九。」晚餐是必須吃少的一頓。因為已經接近睡眠時間，吃得太飽或者臨時吃消夜，都會增加腸胃負擔。我們生活中常見的在晚餐時間聚會的方式，其實和健康飲食的理念是相悖的。晚餐以穀類食物為主，應選擇富含膳食纖維的食物，餐前半小時最好有蔬菜汁或是水果的供應，以減少正餐的攝取量。晚餐主食與副食的量都需適量減少，以便到睡覺時正好是空腹狀態。

晚餐最好是在晚上八點以前完成。八點以後，任何營養物質的攝取對身體來說都會變成過度營養。晚餐中，肉類只需一種即可，餐後也要避免吃甜食，否則容易傷肝。

4. 兩次點心

對於高強度的工作者來說，一日三餐難免會有些營養不足，這時就可以在三餐之間加上兩次點心時間。

英國貴族都有喝下午茶的習慣，在下午三點到四點的時間喝點咖啡或吃些餅乾蛋糕類的食品來補充熱量。第一次是在上午十點半到十一點左右，此時經過了一段時間的高強度腦力工作，身體熱量消耗大，短時間的休息和熱量補充有利於繼續完成上午的工作。第二次是在下午三點半到四點的時段中，此時的熱量補充不但可以緩解工作的勞累，更能把午間因疲睏而造成的效率下降等狀況一掃而空。

記住每天三頓正餐外加兩次點心的飲食竅門，是平衡工作和身體康健的不二法寶。

心中有「數」：

兩次加餐都是不需要當做正餐來對待的，所以在飲食上要以簡短方便為主，可選擇咖啡、餅乾和小塊蛋糕類的食品充飢，以保證正常的工作效率。

每餐只吃七八分飽

當我們吃飯只吃七八分飽時，體內的陽氣很快能將這些食物化掉，化掉的食物又會變成氣，可以補充人體的陽氣。陽氣一足，我們的腸胃就會變得有精神，腸胃有精神來消化食物，整個人也會變得有精神。

養生養什麼？大家可以細細想一想，其實中醫裡說的養生之道就在於一個「度」。凡事都要有一個「度」，超過了這個限度，無論是對自己還是對外界都會產生不良影響。

比如說，我們吃東西，吃得太多腸胃就會出問題，正如《黃帝內經》中所說「飲食自倍，腸胃乃傷」。飲食過量，就會損傷腸胃，這也是脾胃病的常見病因。

「胃為水穀之海」，水穀經過胃的腐熟作用，就可以變成精微物質，滿足全身需求，能夠化生血液，也能夠形成五臟六腑之精。但是人體對於水穀的容納、消化、吸收、轉運都是有限度的，每個人一天或一餐能承受多少量要根據工作強度、消化能力和飲食習慣來決定。若每天都吃得過多過飽，不但使胃過於撐脹，蠕動緩慢，身體中的血液集中到腸胃來幫助消化吸收，進而導致精神疲倦，還會使體內的消化液供不應求，食物因得不到充分消化，白白排出體外。同時，沒有消化的大量食物殘渣儲存在大腸中腐敗發酵，還會產生毒素，從而引起人的消化功能障礙。

此外，如果人體長期大量攝取食物，攝取的營養量超過身體的需求量，不但會產生過多脂肪，醣和蛋白質也會在體內轉化成脂肪儲存起來。儲存的這些脂肪大多分布在皮下、肝臟、腹壁以及腹腔內的網膜和腸繫膜上，會造成腹壓增高、腹壁肌肉鬆弛、腹部向外突出。不但使人走路困難，而且稍微活動一下就會很喘。

那麼，每餐吃多少為好呢？每餐只吃七八分飽，這種滿足感是最讓人舒服的。從中醫角度來說，如果我們每餐只吃七八分飽，體內的陽氣很快能將這些食物消化掉，消化掉的食物又會變成氣，來補充人體的陽氣。陽氣一足，我們的腸胃就會變得有精神，腸胃有精神來消化食物，整個人也會變得有精神。

心中有「數」：

「吃七八分飽」，大概是個什麼樣的狀態呢？簡單的說，即人們在還能稍稍進一點食物的情況下就停止進食。可能很多人認為會很難，其實吃八分飽就是比吃全飽稍稍少吃一些。要憑自己的經驗來感覺，掌握食物的質與量，這樣，雖然進食並非全量，但也能感到飯後舒適的飽脹感。

每天需要水 2,500cc 左右

水是生命之源，人體一切的生命活動都離不開水。水，在身體內不但是運送各種營養物質的載體，而且還直接參與人體的新陳代謝。人體內缺水會使皮膚乾燥、身體虛弱、新陳代謝失去平衡、口乾舌燥、大便乾結、小便赤黃，甚至還會出現血壓下降、供氧不足等危及到生命的狀況。身體中的水分喪失到 13 ～ 18%時，就可能導致休克，甚至死亡。

水，對人的重要性不言而喻。每天攝取足夠的水分，不只是養生保健，更是維持生命正常體徵的要求。科學實驗得出結論，成人每天要喝1,500cc～2,000cc 的水，兒童為 500cc ～ 1,000cc。如果每天飲水量過多，超過一天的量，就會傷身體。但因為我們每天透過汗液、尿液、糞便和呼吸等活動還會向體外排除一定量的水分，所以一個成人每天攝取的水量大約要在 2,500cc 左右，即八杯水。

但這八杯水可不是隨便喝的，喝水也要看好時間點：

- 早晨起床後，可以適量多喝一些涼的白開水，一方面補充夜間損失的水分，另一方面對預防心腦血管方面的如高血壓、腦溢血、腦血栓等疾病也有很好的作用。

- 一日三餐前的一個小時左右的時候，需各飲一杯水。此時空腹喝水，可以使水分以最快的速度運送到全身各個組織細胞中，進而能夠保障消化系統有能力分泌足夠的消化液來消化吸收即將要攝取的營養物質。同時還有利於增加胃的飽脹感，避免在餐桌上出現飲食過量的狀況。
- 上午和下午的工作休息期間應該起身離開電腦去喝一杯水，補充因流汗和排尿而損耗的水分，並可以促進體內囤積的有毒物質順利排出。
- 睡前兩至三個小時喝一杯水，可以沖淡血液黏度，加速血液循環。
- 其餘喝水時間可以根據個人不同的體質而有選擇進行，及時補充水分不讓身體出現缺水狀況即可。

同時要注意的一點是，口渴時，千萬不可一次「喝個夠」。再渴，喝水也要少喝、慢喝、多喝幾次才好。如果遇到需要大量飲水的情況，請你注意：

- 每次少喝，每天可以增加次數。
- 慢慢喝，不要喝得太急。
- 可以用吸管喝。

喝水和攝取熱量一樣，應該是需要多少，就補充多少。一個人水喝得太多，卻極容易使體內電解質失去平衡（鈉、鉀離子大量流失）以及造成水溶性維他命（如 B 群及 C 群）流失。如此不但沒有達到喝水保健養生的功效，相反卻會因為喝水太快太急而把很多空氣一起吞嚥下去，這樣做極易引起打嗝或是腹脹的情況出現。尤其是腸胃虛弱的人，喝水更應該一口一口慢慢喝。正確的喝水方法是，把水含在口中慢慢服下。大口大口喝水其實根本就不能解渴。

小口補水，其實最適合於進行長跑或其他耐力健身運動的人。因為運動中隨著體溫的上升，人體會排除大量汗液，小口補水可以適當調節血液和組織液的循環，有利於增加耐力。運動中最忌暴飲補水，這樣會進一步增加心臟的負擔甚至發生水中毒。

然而是大口喝水還是小口吞水，並不是一概而論的。如果便祕原因是因為缺水，那麼最好的補水辦法就是大口大口喝水。大口喝水時，吞嚥動作一定要快，只有這樣，水才能盡快到達結腸，刺激腸蠕動，促進排便。反之，小口喝水會使水流速度慢，很容易在胃裡被吸收，產生尿液，就不能有效緩解便祕了。

患有膀胱炎、便祕和皮膚乾燥等疾病的患者，多喝一些水會有效的減輕病情。人在處於感冒發燒狀態中時，也應該多喝水。因為發燒後，人體表的溫度上升，會導致體內水分流失加快，多喝水的目的就是要保證體內水分充足。夏天中暑後，喝一些水也是有效緩解中暑症狀的小良方。

心中有「數」：

喝水看似事小，但對於某些特殊族群來說，喝水量的多少必須特別注意，比如浮腫病人、心臟功能衰竭的病人、腎功能衰竭的病人都不宜喝水過多，因為喝水太多會加重心臟和腎臟負擔，容易導致病情加劇。這些人該喝多少水，應視病情接受醫生的具體建議。

每天攝取穀類食物 250 ～ 400 克

我們常說，人吃的是五穀雜糧。穀類食品，在食譜上要排在第一位。經常被擺到飯桌上的穀類食物包括：大麥、小麥、玉米、燕麥、白米、小米、麵粉、蕎麥和高粱等。正是這些穀類食物，給我們的身體提供了維持正常生理活動的基本熱量需求。

許多項研究都發現，全穀類食物的攝取能使心臟病的發生率降低到26%，可以使女性患中風的機率降低 31%，使糖尿病發生的風險降低 38%，使結腸癌的發生率降低 25%，結腸息肉和腺瘤的發生率平均降幅達 27%。並且，研究還發現，經常吃全穀類食物及其加工食品也可以減少前列腺癌的發生。

美國愛荷華州進行過一項健康研究，研究顯示：在五年的隨訪觀察期內以食用全穀類食物為主的男性死亡率比精製穀類食物為主者低於 17%。

也就是說，全穀類食物對健康的最大好處就是長壽。

穀類食物中含有豐富的蛋白質、糖、脂肪、維他命和礦物質。人類正常運行必需的七要素，穀物中就已經含有五種了。因此，常吃一些粗糧，對已經嬌生慣養的城市人來說，既新鮮，又有很好的養生保健功效。

在傳統的膳食中，始終是以穀物類食物為主食。現如今飯桌上的魚肉等副食越來越多，主食反倒被擺在了次要的位置上。若是能夠每天攝取穀類食物 250 ～ 400 克，在平衡膳食的同時，更有養生的大作用。

一般來說，成年人每天最少需要攝取 50 克以上的粗糧，這相當於四片麵包、一個饅頭、一碗燕麥粥或者半碗米飯的強度。上了年紀的人會患有心腦血管方面的疾病和糖尿病，而且便祕等情況也會出現，所以應該適當多吃一些粗糧，其可以有效緩解症狀。但是身形消瘦、營養不良、消化系統有問題的人則要盡量避免過多粗糧的攝取。每日吃穀類或薯類及雜豆 250～400 克，是最有利於身心健康的。

其實，以穀物為主的粗糧，並不是指某個糧食的品種，而是指加工的程度。糙米和全麥粉是粗糧，加工精細的玉米則算細糧。從保健角度來看，糖尿病、高血脂、動脈硬化的病人多吃粗糧能夠增加膳食纖維和維他命 B 群（B1、B2、B6、B12 和菸鹼酸）。

由於加工簡單，粗糧中保存了許多細糧中沒有的營養。粗糧中含有較多的膳食纖維和維他命 B 群，並且粗糧的碳水化合物含量相對較低，這對於糖尿病和便祕患者都是極好的食物。

但是食用粗糧並不是越多越好，過量攝取粗糧，容易降低身體免疫力，還會造成補充受阻、脂肪利用率降低，造成心臟功能的損害，甚至影響到生殖能力。此外，蕎麥、燕麥、玉米中的植酸含量較高，影響腸道內礦物質的代謝平衡。所以，在吃粗糧的時候，一定要注意到粗細搭配的問題。

普通人只需要保證每天的攝取量即可，患有糖尿病、高血脂和動脈硬化等疾病的人可以稍微多吃一些，但依舊要講究粗細搭配。具體來說，餐桌上粗細搭配的比例應該是 6：4。這並不是一個嚴格的比例，而是在長期食用中所形成的大致比例。

> 心中有「數」：
>
> 在煮粥的時候放進去兩條地瓜或一把紅豆，蒸米飯時適當加一些黑米等。看吧！簡單的隨手之舉，就能解決粗細搭配的難題。。

每天吃蔬菜 300 ～ 500 克

素食主義越來越成為流行的膳食。素食主義最早源自古印度的宗教。在美國，已經有 1/10 的人口成為或者正在考慮成為素食主義者，而在英國這一比例甚至高達 1/6。素食，似乎在一夜之間成為了一種時尚標籤。

基於合理調配每天膳食營養的目的，我們建議在餐桌上應該葷素搭配，多素少葷，平均每天攝取的蔬菜量要達到 300 ～ 500 克。

隨著經濟水準的提高，人們也在不斷改善著自己的膳食，餐桌上的肉類品種也越來越豐富。世界癌症研究基金會曾經做過一項民意調查，資料顯示，營養師曾給英國民眾提出建議要每天吃足五種蔬菜水果，然而做到這一目標的人卻只占 1/5。實際上很多人，甚至高達 93.5%的人每天的蔬菜攝取量少於理想值，並且吃的蔬菜色種還過於單一，烹調方法也只有一種，這就造成營養素的提取和吸收也過於單一。

對現代人來說，影響健康的早已經不再是因為肉類攝取少而造成營養不足，反而轉變成為因為蔬菜攝取量不夠而造成營養不良。

專家學者表示，每人每天應該吃 200 ～ 400 克水果和 300 ～ 500 克蔬菜，種類上也應該盡可能豐富。美國大眾科學中心曾給常見的八十五種蔬菜打分數，評出了營養最高的前十名，它們分別是：菠菜、甘藍、蘿蔔嬰、萵苣、南瓜、芥菜、帶皮地瓜、花椰菜、胡蘿蔔、紅椒。

謹防「少菜多肉」五大錯誤觀念

在吃蔬菜這個問題上，人們還存在不少錯誤觀念：

錯誤觀念一：肉有營養，蔬菜沒營養。

其實，蔬菜中含有相當豐富的維他命、無機鹽和膳食纖維，其對人體的益處並不比肉類少。這些營養素攝取不足時，會造成便祕、直腸癌等疾病，並且中風和心臟病發病的機率也要比合理膳食的人高出 12%。多吃蔬菜還能保持大腦年輕狀態。

錯誤觀念二：蔬菜就是綠葉菜。

其實，蔬菜並不是指我們常說的綠葉菜，綠葉菜、茄果類、薯芋類、白菜類、瓜類、根莖類等各類蔬菜都要攝取到，才能算作是營養均衡。菜、高麗菜、空心菜等綠葉菜含有豐富的維他命 B 群、維他命 C 和多種無機鹽，營養價值較高；而胡蘿蔔、辣椒等含有豐富的維他命 C 和胡蘿蔔素。因為各類蔬菜中的營養成分和含量不同，所以就更要保證每天攝取多種類型的蔬菜。

錯誤觀念三：蔬菜必須多放油，而且炒來吃比較好。

亞洲人習慣以炒菜為主，甚至會多放油、多翻炒的方法來改變蔬菜的口味。但這樣做卻會讓蔬菜中的營養成分過快流失。胡蘿蔔、番茄等含有脂溶性維他命的蔬菜可以多放一點油，但不能太多。

錯誤觀念四：水果和蔬菜可以相互替代。

人們多認為，水果和蔬菜都是含有多有維他命成分，可以相互代替，其實並不盡然。蔬菜中的維他命、礦物質和膳食纖維要明顯高於水果，而水果中獨含的果膠和果糖等成分對人體來說也是不可或缺的。

錯誤觀念五：擔心食物相剋和農藥殘留。

不同蔬菜放在一起吃會相剋而造成中毒現象，這是確實存在的，但在我們常吃的蔬菜色種中這是極少發生的事情，不必杞人憂天。在烹飪時要稍微注意些，比如含有草酸的菠菜最好先在沸水中燙一分鐘，然後再和豆腐一起吃就沒有問題了。而農藥殘留過多的問題，也已經屬於老生常談。現在的農藥都屬於高效、低毒、低殘留，只要有足夠的光照和清洗就能去除掉蔬菜上的殘留物，所以也不必擔心。

> 心中有「數」：
>
> 要注意不要陷入多吃蔬菜一定好的錯誤觀念。腸胃功能不好以及患有貧血症狀的人一次不要吃太多的蔬菜。正處於發育期的孩童更要注意葷素搭配問題。有些粗纖維含量比較高的蔬菜，如芹菜，一次吃多了會很難消化，反而會阻礙鈣、鋅等元素的吸收。

每天吃水果 200 ～ 400 克

亞洲人炒菜，平時多以花生油和大豆油等植物油為原料，其實這很容易造成人體攝取過多的亞油酸，但是 α- 亞麻酸攝取不足的話，時間一長，會給自己帶來心腦血管方面的慢性好發疾病。

我們在上文也已經提到專家學者提倡每天要吃 200 ～ 400 克的水果。

我們都知道「多吃水果好」。普遍認為的是，水果中含有多種人體所必需的維他命。水果中含有的營養成份能夠提供大量的抗氧化劑，如維他命 C、胡蘿蔔素等等，因此，多吃水果，可以有效的在體內把尚沒有氧化掉的 α- 亞麻酸保護起來，以達到營養均衡的目的。

那麼究竟是不是吃得越多越好呢？

答案顯然是否定的。任何食物的攝取量都有限制，一旦超過了這個量，就會成為另一種的營養過剩，對人體同樣是種垃圾。

以亞洲人的體質來論，每天攝取 200 ～ 400 克水果，分三到四次分別實用，效果是最好的。而這一重量，其實也就僅僅相當於一個中等大小的蘋果。

一個成年人想要吃掉一顆蘋果並不是難事，然而把這個蘋果分成四五份來吃，也是有講究的。

水果中含有的大量抗氧化成分，可以為人體提供足夠的抗氧化能力，來對抗身體老化以及各種慢性疾病。但以維他命 C、胡蘿蔔素和生物類黃酮為代表的抗氧化物質並不是吃一次就可以一勞永逸。它們和普通的食品一樣，也具有「有效期限」。 以維他命 C 為例，VC 為水溶性營養素，由於排尿等因素，平均兩小時就需要補充一次。理論上說，除去平均八個小時的睡眠時間外，工作生活還有十六個小時，那麼就應該補充八至九次。所以為了保證抗氧化物質能夠始終保持高效率的工作，就需要隔一段時間給身體加一次「油」。

抗氧化劑在不同的水果中的含量也不盡相同。如西瓜、番茄等以紅色系水果中，通常含有較多的胡蘿蔔素；而以蘋果和葡萄為主的偏酸性水果中，含有的維他命 C 和生物類黃酮的量比較大。

對於健康的人來說，吃水果的原則就是 —— 多多益善，不但數量要多，種類也要多。更有人把吃水果作為減肥的主要手段。其實，水果雖然能夠給人體帶來足夠的營養物質，但光靠吃水果來維持體重卻並不科學。

根據每日飲食指南手冊，多吃一些水果和蔬菜是好的。致力於減肥的朋友，不妨參考一下幾種水果，適量補充，以達到窈窕瘦身的目的：

- 蘋果：蘋果含蘋果酸，可以加速代謝，使積存於體內的脂肪分解，而且它的鈣含量比其他水果豐富。
- 番茄：番茄有利尿作用及去除腿部疲勞的功效。番茄含有番茄素，有助於消化、利尿，能協助胃液消化脂肪。番茄含豐富的果膠，可吸附多餘的脂肪，將脂肪和大便一起排泄出去。
- 奇異果：除了維他命含量豐富外，纖維素含量也十分豐富，它們可以增加分解脂肪的速度，避免累積過多的脂肪。

- 香蕉：含有豐富的鉀，可減少脂肪累積，有利減肥。香蕉含有的鎂具有消除疲勞的效果。

> 心中有「數」：
>
> 要記住一點，水果不是零食，更不是正餐，重要的是營養搭配，而不是憑藉個人的喜好讓每一種食物變成自己餐桌上的唯一。

每天喝牛奶 300 克或食用相當量的乳製品

隨著收入水準的提高，老百姓的伙食也有了明顯改善。但和西方人比起來，亞洲人還有相當大一部分的人並沒有養成喝牛奶和食用乳製品的習慣。

專家學者明確建議，「應大大提高奶類的攝取量」、「每人每天喝牛奶 300 克或相當量的乳製品」。

在傳統膳食中，奶類或乳製品所提供的鈣占總食品的 7%不到。已開發國家的人平均每年喝牛奶的量為 312 公斤，世界人口平均每年喝牛奶的量為 103 公斤，亞洲人每年喝牛奶的量約為 3 公斤至 14 公斤，還不到已開發國家的 5%。尤其是對於正處於成長階段的青少年來說，優質蛋白質攝取量偏低直接導致身體生長所需要的鈣元素得不到及時補充，進而影響到發育。

其實，奶類和乳製品是一種營養成分齊全、易消化吸收、營養價值很高的天然食品，主要提供優質蛋白質、維他命 A、維他命 B2 和鈣。牛奶中蛋白質含量平均為 3%，消化率高達 90%以上。碳水化合物主要為乳糖，有調節胃酸，促進胃腸蠕動和促進消化液分泌的作用，並能促進鈣、鐵、鋅等礦物質的吸收以及助長腸道乳酸桿菌繁殖，抑制腐敗菌的生長，是膳食中鈣的最佳來源。

最值得一提的是，乳製品中含有大量的優質蛋白質。對大眾來說，一個比較陌生的概念是「乳清蛋白」，它是優質蛋白質的主要來源，並且只存在於乳製品中。而乳清蛋白在牛奶中的含量只有 7/1,000，可以說是非常珍貴的。一個成年人，每天只需要攝取 8 ～ 10 克的乳清蛋白，就能平衡膳食營養。乳清蛋白促進肌肉合成的作用在「有錢難買老來瘦」的老年人身上更為適用。

人人都需要及時補充奶類或乳製品，尤其以下幾類族群最為迫切：

生長發育期的兒童：這一時期，身體因為生長迅速而代謝旺盛，對各種營養也有較大的需求量，奶類無疑是最好的營養源。調查顯示，長期服用奶類和乳製品的兒童比不服用的兒童身高 2 ～ 3 公分，重 1 ～ 2 公斤。

青少年：這是骨骼和牙齒逐漸趨於完善的時期，所以補鈣應該最重要。奶類和乳製品不但還有豐富的鈣，更有一定比例的磷元素，還有維他命 D、乳糖、胺基酸等促進鈣吸收的因數，可以產生多重保護作用。

絕經後的婦女：婦女在絕經之後，體內的雌激素水準會大幅度下降，骨骼對營養的吸收能力逐漸加強，因此攝取足夠量的鈣是保障骨質健康的前提，有利於防範骨質疏鬆症。

當然，乳製品攝取並不是多多益善。無論是牛奶，還是優酪乳以及其他富含乳清蛋白的乳製品，都應該是作為我們平衡膳食的一部分。儘管奶類和乳製品營養十分全面，卻也要時刻謹記：

- 嬰兒還是母乳餵養好，人類的乳汁含有人類生命早期發展所需要的全部營養成分，母乳中的蛋白質最適合嬰兒的生長發育。應盡量避免給嬰兒餵牛奶及乳製品。
- 食用乳製品，尤其是直接飲用牛奶，並沒有太大的時間限制，但卻以早晚各一次為最佳，有利於營養均衡攝取。餐後可以喝一杯優酪乳，幫助消化。晚上睡前兩到三個小時飲一杯牛奶，有利於睡眠。

心中有「數」：

沖泡的奶粉按 1 : 7 的比例加水後，效果和新鮮乳製品並無不同。我們平時習慣喝的豆漿並不能代替乳製品，而且牛奶不能空腹喝，也不能單純把奶類當做主食，還是要強調營養豐富且均衡的重要性。

每天攝取 30 ～ 50 克大豆或食用相當量的豆製品

大豆是一種營養價值極高的食品。大豆又被稱作是「豆中之王」，其中包括了黃豆、青豆和黑豆。其蛋白質的含量為 40%，內含的優質蛋白可以媲美動物蛋白，並且還具有更加全面的胺基酸，離胺酸特別豐富，可以明顯彌補因為長期食用穀物而造成的離胺酸不足的狀況。

專家學者的建議中提到，人們最好每人每天吃 30 ～ 50 克大豆來改善在現代社會中越來越普遍的營養不均衡的狀態。

大豆中的脂肪含量大約為 15%～ 20%，碳水化合物的含量為 25%～30%，維他命群的含量也要比一般的穀物多出數倍。除此之外，大豆還含有不飽和脂肪酸、亞油酸以及對心血管健康十分有益的磷脂，而大豆異黃酮、大豆苷、植物固醇和大豆低聚糖等成分在預防心血管疾病、對抗骨質疏鬆、改善更年期症狀方面都有十分出色的表現。

美國營養學會曾經在亞洲做了一個實驗，實驗結果顯示：那些平時多服用大豆及豆製品的女性患有子宮癌和乳癌的機率要明顯小於其他女性。這是因為，大豆中還含有一種名叫「異黃酮」的微量成分，其具有防癌和對抗骨質疏鬆的作用。美國斯隆 - 凱特林癌症中心經過多年研究顯示：大豆對女性健康的影響，主要取決於其中所含的大豆異黃酮，它在結構、活性等方面都與雌激素相似。對女性來說，它具有多重益處：能延緩細胞衰老，保護脆弱的乳腺，使皮膚保持彈性，減少骨質流失，促成骨生成，降血脂，還能減輕女性更年期症候群的症狀等。

雖然大豆有如此多的好處，但是也並不見得每人能夠每天都攝取足夠量，並且也容易產生味覺疲勞。此時，可以用具有類似營養的豆製品來代替大豆。這裡提到的豆製品，包括豆腐、豆漿、豆奶以及腐乳製品、豆乾、腐竹、豆豉等等。雜豆的品種更多，有紅豆、綠豆、黃豆等。每人每天吃 30 ～ 50 克大豆，約為 650cc 的豆奶（大約兩杯的豆奶量），或 240 克石膏豆腐，120 克滷水豆腐，80 克的豆腐製品。日常餐桌上最常見的豆芽菜也被包含在其中，是維他命 C 的良好來源。

長期攝取大豆及豆製品，而且多樣化攝取，更有利於人體的吸收。

心中有「數」：

大豆及相同豆類製品中含有一定的胰蛋白酶抑制劑，可能會一起噁心、嘔吐、腹疼、腹瀉等不良症狀。想要破壞這一不良分子的手段也很簡單，只需要加熱五至十分鐘，就能夠充分把胰蛋白酶抑制劑破壞掉。但大豆以及豆類製品原有的風味和營養成分並不會由此流失掉。這是在製作和食用豆製品時需要多加注意的地方。

每天攝取魚蝦類 50 ～ 100 克

隨著生活水準的提高，一些諸如高血壓、糖尿病等富貴病也開始呈現出越演越烈的態勢。尤其是在重鹽、重油、重口味的傳統飲食喜好下，大多數人也常常犯利口不利健康的錯誤。目前的「三高」族群數目相當龐大，這些人都是冠心病的「後備軍」。

患有「三高」的族群，平時要以高纖維、高新鮮度、高植物蛋白的食物為主，盡量吃一些低脂肪、低膽固醇、低鹽、低糖及低酒精量的蔬菜和肉類。而在所有肉類中，白肉是最符合這一選擇標準的。與豬肉相比，「白肉」——魚、禽類的肉——脂肪含量相對較低，不飽和脂肪酸含量較高，特別是魚類，含有較多的不飽和脂肪酸，對於預防血脂異常和心腦血管疾病等具有重要作用。「三高」族群將魚蝦類作為動物肉食類食品的首選，對控制血壓等數值比較好。一個成年人，每天需要攝取的魚蝦類的含量在 50 ～ 100 克之間。

和蔬菜類食品比較起來，肉類具有更高的營養價值。但如果食用不恰當，反而會給身體造成更大的損害。要吃肉，就要先做一個會選擇肉的人。

在所有的肉類食品中，魚類和海鮮類食品中的蛋白質含量較豐富，約為 15 ～ 22%，其胺基酸組成也相對平衡，與人體的基本需要很接近，並且能夠充分被人體吸收利用。而且，魚類和海鮮類食品中的維他命含量與畜禽肉類相當，甚至還要略高出一些。眼睛不是很好的人常服用魚肝油補充營養，魚油和魚肝油便是維他命 A 和維他命 D 的重要來源。

和陸地上飼養的動物不同的是，魚類和海鮮類食品大多是在海水的環境中長大，肉中的礦物質含量為 1%～ 2%，這一數值遠遠高於其他動物的肉類。在海產魚類和海鮮中還含有更豐富的碘，這一被稱作是「智力之花」的微量元素在提高青少年智力發育水準和抑制甲狀腺疾病方面，作用顯著。

據長期研究得出結論，經常吃魚的孩子，生長發育比較快，智力發展也比較好。經常吃魚的人身體比較健壯，壽命也比較長。其中的奧妙就是因為魚類具有以下的營養特點：

- 魚蝦類事物含有豐富的蛋白質，並且脂肪含量比較低，這就造成魚蝦類在具有高營養的同時，卻極少能給人們帶來身體發胖、營養過剩以及由此引起的多種疾病的困擾。魚肉的脂肪多由不飽和脂肪酸組成，不飽和脂肪酸的碳鏈較長，具有降低膽固醇的作用。
- 魚蝦類食品中的無機鹽和維他命含量較高，海水魚每公斤魚肉含碘高達 500 ～ 1,000 微克，淡水魚每公斤魚肉也含碘 50 ～ 400 毫克。除此外，魚蝦類體內還含有磷、鈣、鐵等無機鹽，維他命 A、D、B1 等人體所必需的營養素的含量也要遠遠高於一般的肉類。這些都是人體需要的營養素。
- 魚蝦類的肉的肌纖維比較短，蛋白質組織結構鬆軟，水分含量比較多，因此和畜禽肉相比，吃起來更覺爽口，更覺得肉質鮮嫩，也更容易被消化系統所吸收。

魚蝦類食品特別適合已經懷孕的準媽媽服用。孕媽咪們對營養的需求量不斷增加，特別是在懷孕中期，孕媽媽必須食用比平時多 1/4 的含蛋白質食物，才能滿足母胎的需要。

所有動物類食物都含有豐富的優質蛋白質，這些食物含有的鐵也利於人類吸收，人對穀物中的鐵吸收率只有百分之幾，而對動物類食品中的鐵吸收率高達 20%。但魚蝦類食品中卻含有更多的微量元素和無機元素，對於孕媽媽來說是非常好的食物。

婦女在懷孕期間，常吃魚蝦類食品可以預防因為懷孕致使體內缺鎂而引起的妊娠毒血症，並且磷也是胎兒腦及神經發育期間不可或缺的元素。在食用量上，孕媽媽也要適當增加魚蝦的攝取量，以不低於 100 克為標準。

而老年人對蛋白質的需要量比青壯年略高，只要腎功能允許，老年人膳食蛋白質攝取量要達到每日每公斤體重 1.2 ～ 1.3 克。動物性食物的蛋白質應占膳食蛋白質總量的 30 ～ 50%，魚蝦類要在這一品類中占有相當大的比重。

在烹調魚蝦的時候，要注意做好以下兩點，以減輕因為海水汙染而給身體帶來的傷害：

- 最好在魚蝦蟹買來後先在清水中浸泡一陣子，使魚蝦肉中的有毒化學物質能分解或溶解到水中，這樣能減少它們對人體的危害。
- 一定不要貪圖魚蝦的鮮嫩，加熱溫度要很高，油炸時一定要炸透，這樣才能有效去除魚蝦肉中的有毒化學物質，否則對人體有害無益。

心中有「數」：

山珍海味中的魚翅、海參、鮑魚等，除了含有一定量的營養素之外，並不能給身體帶來大補的作用。魚的種類繁多，味道鮮美，但不論海水魚還是淡水魚，所含的營養成分都大致相同。所謂山珍海味，主要是因為其來源匱乏、採集困難、加工乾燥過程複雜、價格昂貴而「珍」，這才出現物以稀為貴的現象，所以應避免由此走向錯誤觀念。

每天攝取禽畜肉類 50 ～ 75 克

肉類具有高含量的離胺酸和蛋胺酸（甲硫胺酸）兩種成分，它們正好是作為主食的穀物類食品中最缺乏的營養成分。所以把肉類和穀物類食品搭配使用，就可以讓人體攝取足夠充分的蛋白質營養。

禽畜營養價值非常高，根據專家學者的建議，一個成年人每天攝取的禽畜肉類含量應該在 50 ～ 75 克左右為宜。

攝取肉類在保證營養均衡的前提下，還有其他好處。肉類本身就是動物身體的肌肉組織，因為和構成人體的肌肉組織有很多的相似之處，所以在整體營養價值上要遠遠超過植物類食物。不僅如此，肉類食品中的蛋白質含量要高達 10%～ 20%，而且都屬於優質蛋白質，是最符合人體需要的胺基酸成分。

我們在菜市場常見到的禽畜肉類以豬肉、牛肉、羊肉、雞肉和鴨肉居多。籠統來講，肉類食品中富含優質蛋白、脂類、維他命 A、維他命 D、維他命 E、維他命 B1、維他命 B2、維他命 B6、維他命 B12 等營養素。除不含維他命 C 外，肉類幾乎可以提供全部人體所需主要的維他命。

肉類普遍含有豐富的礦物質，尤其是微量元素鐵、鋅、銅、硒的含量最為突出。肉類中的鐵多為血紅素鐵，含鐵量大，吸收率高（10 ～ 25%），又不受干擾因素影響，是鐵營養的可靠保證。相比之下，植物中的鐵含量雖然高，但是卻容易受到各種因素的干擾而影響到身體的吸收。常食肉類食品，對防止缺鐵性貧血有顯著療效。

並且由於肉類普遍含有高脂肪，因此做出來的飯菜味道也比較鮮美。大部分禽畜類肉製品的脂肪含量能達到 40 ～ 60%。因為脂肪是為人體提供熱量的最基本要素，所以肉類食品是最能為人體補充熱量的食物。

但要注意的是，任何事物都遵循著物極必反的道理。當脂肪攝取量明顯多於身體所需時，多餘的脂肪就會以飽和脂肪酸的形式直接影響到人體血脂水準，並導致膽固醇升高，由此造成的最嚴重後果就是動脈粥樣硬化以及許多常見的心腦血管疾病。並且飽和脂肪酸攝取量過高時，當今社會中常見的乳癌、結腸癌、直腸癌、前列腺癌等罹癌機率也就會比較高。

因此，世界衛生組織曾提出建議，在日常膳食中飽和脂肪酸所提供的熱量應低於膳食總熱量的 10%。由此更要嚴格控制禽畜肉類的攝取量。雖然其含有高營養，但只有在合理攝取的前提下才能保證禽畜肉類中所含的營養成分能夠被人體吸收。

但我們在日常採購和膳食中並不必因此而杞人憂天，並不是所有的肉類都含有大量的脂肪和高膽固醇，以及由此而造成的飽和脂肪酸。脂肪只儲存在禽畜肉類中的肥肉中，精瘦肉中的含量極少。白色部分的肥肉越多，證明脂肪含量越高；紅色部分的瘦肉越多，則證明脂肪含量是相對偏低的。又因為肉類中含有的澱粉和糖的成分很少，熱量都聚集在脂肪中，100 克肥豬肉中的熱量約有 395 大卡，100 克瘦豬肉中的熱量約為 143 大卡，作為對比，100 克饅頭中所含的熱量為 221 大卡。所以為了避免熱量過剩，肉類選擇也是應該多瘦少肥的。

僅僅憑藉肉眼判斷，便能夠從肉類食品中挑選出來合適的禽畜肉類供膳食之用。

心中有「數」：

肉類雖然具有很高的營養價值，但還是應該看到它存在的缺陷，掌握適當攝取量，每天保證在 50 ~ 75 克之間，是最好的選擇。

每天攝取蛋類 25 ～ 50 克

蛋類含有極高的蛋白質成分。市面上常見到的蛋類包括：雞蛋、鴨蛋、鵝蛋、鵪鶉蛋以及由這些蛋類加工製作而成的皮蛋、茶葉蛋、醃鹹蛋等。蛋類食品本是禽類動物用來孵化下一代的工具，其營養價值之高得益於包含了多種極為豐富的營養素。

在營養成分排行表上，蛋類食品一直占據著很高的地位。蛋類有滋陰潤燥，養血益肺的功效。一個健康的成年人，每天需要攝取蛋類食品含量約在 25 ～ 50 克左右。也就是說，在不攝取其他蛋類製品的條件下，平均每一兩天吃一顆蛋即可，一週最好不要超過六至七顆。而高血脂族群一週不能吃超過三顆蛋。

蛋類中含有約為 12%的蛋白質，這是和人體所需求的胺基酸最為接近的成分，同時也是純天然食品中營養價值最高的元素。蛋類中的優質蛋白質具有無可比擬的優越性，遠超過肉類以及植物類食品中的含量和品質。而和其他高營養的肉類相比，蛋類食品的脂肪含量卻要低許多，約在 10 ～ 15%左右，而且大部分都儲存在蛋黃中。而蛋黃中同時又含有大量的卵磷脂，其能夠對脂肪產生乳化的作用，極有利於人體對脂肪營養的吸收。卵磷脂還具有降低血液膽固醇的作用，且還能夠促進如維他命 A、維他命 D、維他命 E 等一些脂溶性維他命的吸收。

不只是脂肪，蛋類食品中的大部分營養素都儲存在蛋黃上。其所含的維他命種類齊全，更是一些如鐵、鋅、硒等微量礦物質良好附著體。蛋黃中的礦物質含量在 1 ～ 1.5%左右。

但並不能因為蛋類食品具有如此的優勢而片面認為其是十全十美的食品。蛋黃在包含如此多對人體有益成分的同時，也含有較多的膽固醇和飽和脂肪酸，這兩者正是造成心腦血管方面疾病的主要因素。雖然人體進行新陳代謝必須攝取適量的蛋，但因為人體對其需求量是比較低的，並且其在多種食品中都有一定的含量，這就極容易造成超量攝取。

蛋類中的膽固醇同樣是主要聚集在蛋黃上。在所有蛋類食品中，鵝蛋蛋黃中的膽固醇含量最高，每 100 克蛋黃中含有 1696 毫克的膽固醇；雞蛋蛋黃的這一含量數值降低到了 1,510 毫克；鴨蛋和鵪鶉蛋中的含量也是高低各不等。以雞蛋本身的重量來計算的話，一顆大小適中的雞蛋約為 60 克重，它的蛋黃約重 20 克，那麼膽固醇的含量就有 300 毫克。

美國心臟病協會以及世界衛生組織都曾提出過建議，每人每日膳食攝取的膽固醇不宜超過 300 毫克。所以一個健康的成年人每天吃一個中等大小的蛋類就已經足夠補充身體所需要的營養了，並且也可以避免蛋類中的膽固醇對身體造成危害。

在所有蛋類中，一個例外是烏骨雞蛋。烏骨雞蛋含硒量是普通蛋的二十倍，而膽固醇和脂肪卻分別比普通蛋降低 81.4%和 76.5%，蛋中含有豐富的維他命 A、E、C 和胡蘿蔔素，並含有「DHA」，被譽為「雞蛋中的腦黃金」，尤其適合女性、兒童（嬰兒）、老人食用。

> 心中有「數」：
>
> 每天攝取蛋類 25 ～ 50 克，即相當於半顆至一顆蛋，也即我們提到的一週最多吃六至七顆蛋。傳統以雞蛋等蛋類食品補身體的做法是有一定科學道理的，但要注意，這並不是多多益善的方法。在給身體補充營養的同時，也要控制食用量，避免由此帶來的副作用。

每天食用油用量不超過 25 克或 30 克

食用油的作用並不僅限於改善食物的品質，還有為人體活動提供熱量的作用。用食用油製作食物，可以使得脂溶性維他命能快速被人體吸收。油類本身所含有的脂肪酸、α- 亞麻酸、亞油酸以及維他命 E 等都是人體正常活動所不可或缺的。

煎、炒、烹、炸是我們主要烹調方式，在製做千百種美味食物的同時，我們同樣也不能夠忽略掉的一點是，這幾種做菜的方式每一種都離不開食用油。因為食用油的使用，不僅把生食變作了熟食，更使食物在色澤和口味上有了很大的改觀，也更容易增進人的食慾。

然而，食用油的攝取量和其他種類的食物一樣，也是要有一定量的限制的。專家學者建議，每人每天食用的食用油用量以在 25 ～ 30 克的範圍內為宜。女性、老人、腦力工作者以及輕體力工作者應該限制在 25 克以內，而青壯年的男性和從事體力活動量比較大的人可以適當增加一些食用油的用量，但仍需要控制在 30 克以內。

食用油作為人體 70%脂肪酸來源，雖然是人體重要的基本營養素之一，可一旦攝取飽和脂肪酸過多，會引起膽固醇增高，進而引起高血壓、冠心病、糖尿病、肥胖症等疾病。雖然不飽和脂肪酸可以降低血脂，防止血液凝聚，但不飽和脂肪酸過多，會妨礙身體吸收其他營養成分，對健康有潛在的不良影響，故應該嚴格控制食用油的攝取量。

而需要特別引起注意的事情是，現如今人們的每日食用油攝取量要遠遠高於這一標準資料。調查顯示，大多數人每天平均攝取食用油 44 克，遠高於 25 克的標準。這要和大多數家庭的日常烹調方式有很大的關係。尤其是在外出就餐時，中式菜餚的用油量都比較大，一些菜色甚至還需要在熟食上澆上熱油。因此，如何有效的控制每日食用油的攝取量，成為首要難題。

- 合理選擇有利於健康的烹調方法，是減少食用油的首選方法。烹調食物時盡可能不用食用油或用很少量食用油的方法，如蒸、煮、燉、燜、燙、拌、急火快炒等。用煎的方法代替炸也可減少食用油的攝取。
- 堅持家庭定量用油，控制總量。可將全家每天應該食用的食用油倒入一量具內，炒菜用油均從該量具內取用。逐步養成習慣，久之，培養自覺行為，對防治慢性疾病大有好處。每天 25 克的食用油用量，大約等於兩湯匙的容量。
- 如果實在無法避免在外面吃飯，那麼也要盡量少吃比較油膩的食物。
- 在以「少吃油」為健康生活理念的同時，還要以「吃好油」來保障正常的營養攝取。

心中有「數」：

日常食用的食用油分為植物油和動物油兩種，二者在脂肪酸上的含量不同，動物油要偏高。少吃動物油，多吃植物油，是健康生活的前提，二者在食用比例上可以做到 1：2。

每天食鹽攝取量不超過 6 克

鹽是鹹味的載體，是調味品中用得最多的，號稱「百味之王」。放鹽不僅增加菜餚的滋味，還能促進胃消化液的分泌，增進食慾。

俗話說，病從口入。不論是什麼病，都是從我們吃飯的問題上產生的，尤其以慢性病最為令人害怕。在大多數人的飲食習慣中，普遍吃的過於油膩和偏鹹，這會導致許多常見的慢性病。當鹽分攝取量過多時，患高血壓的危險就會陡增。因此，健康飲食的要求是，每天每餐飯都要養成清淡少鹽的習慣。每人每天攝取的食鹽以不超過 6 克為佳。世界癌症研究基金提出的飲食防癌建議中也要求到：少吃鹽，少吃醃漬食品。

鹽雖然是我們日常生活和飲食烹調過程中不可或缺的東西，但一個健康的成年人每天攝取 6 克的食鹽後，就已經足以維持人體心臟的正常活動，維持體內正常的滲透壓和酸鹼平衡。

因為傳統膳食的特性，一般健康成年人每一天食鹽的攝取量都遠遠超過這個量，甚至達到了兩倍、三倍之多。一個錯誤觀念是，食鹽攝取量不僅僅是我們平時在炒菜時所使用的鹽的量，還包括所吃的醃漬食品以及醬油等一些調味品中的含鹽量。6 克鹽，大約為一個米酒瓶蓋的量。

有了這個數量為標準，就可以很容易判別出自己當天的食鹽量是不是已經超標。尤其對於高血壓病人來說，減少量鹽的攝取量可以明顯降低心腦血管疾病發生的危險，並顯著提高高血壓用藥的治療效果，而且許多降壓藥給人體帶來的副作用也會因為食鹽量的減少而逐漸得到改善。具有高血壓家族病史以及已經患有高血壓和其他心血管方面疾病的人，每天的食鹽量更要減少到 5 克以下。

早期或輕度的高血壓患者，只要透過合理健康的飲食方法把鹽分的攝取量及早降下來，單純限鹽就有可能讓血壓恢復到正常水準。和昂貴的藥品比起來，減少量鹽攝取量無疑是一項最為經濟且效果也相當不錯的預防心血管疾病的措施，並且是人人都可以隨時隨地做到的，連求醫問藥的過程都省掉了。

在平時炒菜做飯的過程中，可以透過以下方法減少攝鹽量：

- 少吃醬和鹹菜，做菜時改用蔥、薑、蒜之類的調料來提味。
- 改用低鈉鹽。
- 多吃水果。
- 購買調料時注意標注的鈉含量，避開高鹽分的東西。
- 少吃醃製品、燻烤製品、熟食等，這些食物的含鹽量比一般菜餚高一至二倍。
- 應盡量避免在外用餐。
- 採用易保持食物原味的烹調方法。
- 利用蔬菜本身的味道來提味。

相信只要做到了這八點內容，即便你是一個「重口味」的人，也會逐漸把口味調整到清湯寡味的程度，以養天年。

> 心中有「數」：
>
> 有關專家曾預測，如果每天的食鹽量減少一半，那麼每年因為腦中風、心臟病和慢性腎臟疾病而死亡的人數將會減少五十萬。

成年男性每天飲用酒量少於 25 克，女性少於 15 克

酒在生活中不可少，得益於酒類中富含的高熱量。親朋聚會，請客吃飯，酒是最不能少的。俗話說：「少飲是人參，貪飲誤了身。」酒裡有人體需要的最精華的好東西。

每克酒精中就含有 7 大卡的熱量。雖然酒精並不能直接轉化成脂肪等儲存熱量的方式，但它產生的熱量卻足以替代其他食物中的脂肪、碳水化合物以及蛋白質產生的熱量。每 100cc 濃度為 50%的白酒，就可以產生 350 大卡

的熱量。除此外，酒類以及含酒飲料中還含有其他多種類別的化合物，白酒中可檢出微量胺基酸，葡萄酒和啤酒中也有一些蛋白質、肽類、胺基酸和碳水化合物，甚至在一些含酒精飲料中還能夠檢測出一些鐵、銅、鉻等微量元素。酒類的營養價值，卻是不容忽視。

但每天因為飲酒過量而發生的各種問題也不在少數。人們往往意識不到的是，當一杯杯酒隨著歡樂的氣氛下肚時，多種營養素缺乏、急慢性酒精中毒、酒精性脂肪肝以及酒精性肝硬化等健康問題也悄悄盯上了你。過量飲酒，還會增加高血壓和中風等疾病發生的機率。因此，飲酒也要講究適量。

一個成年男性，每天的飲酒量應該控制在 25 克以內，女性則要控制在 15 克以內。飲酒時，應該以低度酒為最佳。而孕婦和青少年兒童，以及一些慢性病的患者如高三酸甘油脂血症、胰腺炎、肝臟疾病等，是嚴禁飲酒的。尿酸過高的人不宜大量喝啤酒，這樣做可以減少痛風症發作的危險。

長期過量飲酒，會造成的傷害是多方面的：

- 大量飲酒尤其是長期大量飲酒的人營養狀況低下。大量飲酒使得體內的各種營養元素的攝取量會出現嚴重不足，並且對腸黏膜和肝臟的損害是不可恢復的。在每日飲酒的酒精量大於 50g 的族群中，十至十五年後發生肝硬化的人數每年約為 2%。肝硬化死亡中有 40%由酒精中毒引起。
- 過量飲酒還會增加患高血壓、中風等疾病的危險，同時乳癌和消化道方面的癌症也和過量飲酒有密不可分的關係。
- 對骨骼的影響也是十分明顯的。長期過量飲酒可以改變體內礦物質的新陳代謝，進而增加骨質疏鬆症發生的機率，這些人出現骨折的機率也要比其他人高出許多。
- 飲酒過量還會嚴重影響到人們的正常判斷能力，這也是導致許多刑事事件發生的重要原因。長期過量飲酒還可導致酒精依賴症、成癮以及其他嚴重的健康問題。

因而，飲酒要有節制，要以不損害健康為前提。如果遇到不可避免的情況，飲酒也要以低度酒 —— 啤酒、葡萄酒和黃酒為首選，而且不要空腹喝酒，在飲酒的同時要避免一起喝碳酸飲料，三高族群更要嚴格忌酒。

成年人適量飲酒的限量值是：

- 成年男性一天飲用酒的酒精量不超過 25g，相當於啤酒 750mL，或葡萄酒 250mL，或 38°的白酒 75g，或高度白酒 50g。
- 成年女性一天飲用酒的酒精量不超過十五 g，相當於啤酒 450mL，或葡萄酒 150mL，或 38°的白酒 50g。

當然，也不要因為這些資料而嚇破了酒膽。在這一健康標準的前提下，中老年人每天飲用 14 ～ 28 克左右的酒，可以有效降低死亡率，患有冠心病的機率也會降低許多。但是並不建議任何人出於預防心臟病的考慮開始飲酒或頻繁飲酒。

心中有「數」：

每天少量飲酒 5 ~ 10 克，也有利於高血壓和血脂異常的預防。而葡萄酒中含有多種植物化學成分，對預防血栓形成以及心血管疾病和延緩衰老有十分明顯的作用。

三天不吃青，兩眼冒金星

不論是朋友聚會還是家庭聚餐，有些人總是在大魚大肉，只有偶爾想起來才會點一兩盤青菜作為配角。確實，肉和飯能夠為身體提供足夠的營養和熱量，以保持正常活動，但缺少了青菜的搭配，這一餐就是一頓糊塗飯。

俗話說的好：「三天不吃青，兩眼冒金星。」這強調的就是青菜在日常飲食中的重要性。然而這卻和我們在現實生活中的吃法恰好相反。

專家學者中指出，成人每天應攝取 300 ～ 500 克蔬菜，深色蔬菜最好達到一半以上。這是因為，雖然我們在日常飲食中可以從肉類和穀物食品中獲得足夠的蛋白質、脂肪以及碳水化合物，但蔬菜卻是維他命和礦物質最重要的來源，尤其是維他命 C 和胡蘿蔔素兩種元素的含量最為豐富。

而且，維他命 C 並不會如同脂肪一般，遇到富餘的情況後，會在體內儲存下來，所以我們只能依靠每天多吃一些新鮮的蔬菜和水果來及時補充它。蔬菜含鉀、鈣、鎂等礦物質較多，它在人體內的最終代謝產物呈鹼性，能夠及時和肉類、蛋類分解產生的酸進行中和，對維持體內的酸鹼平衡非常有益。

新鮮蔬菜除了可補充維他命、微量元素、纖維素之外，現已證明其還有的一個特殊作用：在預防結腸癌、乳癌、前列腺癌、胃癌以及在降脂減肥，保持健美身材，防治便祕引起的頭痛、失眠、心血管病突發事件方面，均有不可替代的益處。有研究表示，僅每日進食 500 克蔬菜和一種水果，就可使腫瘤發生率下降 1/3 以上。

不僅如此，蔬菜中還含有大量且種類豐富的化學物質，不同顏色的蔬菜中的成分也各不相同。這些化學物質可以有效的說明人體進行抗氧化活動，延緩身體衰老。因此，在炒菜的時候把多種蔬菜放在一起合炒，不但可以增加色香味促進食慾，而且是十分符合營養互補的原則，效果遠勝於單純補充某一種青菜。

因為青菜的做法比較單一，如何才能在簡單的炒菜方法中充分發揮出青菜的大營養呢？炒青菜關鍵是要掌控好火候和加鹽時間。

1. 油熱放入青菜後，要及時翻炒。青菜適合急炒。
2. 顏色半熟時再放鹽，放鹽過早會使青菜出水過多。待到青菜溢出少量湯汁的時候，可以適當放一些味精等調味品，切記不要蓋鍋悶熟。

除此外，在青菜的選擇上，也有很大的講究：

- 春天的青菜維他命含量和水分含量最高，味道略淡；夏季的青菜味偏苦，具有降邪熱、解勞乏、清心明目、益氣壯陽等作用；秋季的青菜也略微偏苦，但味道要比夏季的青菜濃一些，落霜後會變甜；冬天的青菜，水量會減少，但與光合作用有關的營養物質卻逐漸增多。
- 青菜不易久放儲藏，所以買回來之後應及時吃掉。久放的青菜不僅口味變差，還會損失大量維他命。買回來的青菜其實仍在漸漸生長，其中的成分和食用價值都會逐漸降低。俗話說「早上鮮，中午蔫，晚上端。」就是對青菜色質變化的描述。

掌握好這些要點，相信在如何選擇以及烹炒青菜的問題上就不會再感到困擾，也更加能夠做到營養的合理攝取及均衡。

心中有「數」:

炒青菜時有十二字訣:「猛火快炒，寧可偏生，不可過火。」否則維他命 C 就會損失殆盡。

晨吃三片薑 —— 獻給都市人的最好禮物

在人體內發揮最佳效能的食用方式是生嚼薑。但是對於那些受不了這個氣味的人來說，可以透過喝薑湯、吃薑粥，或炒菜時放點薑絲，也不失為一條養生妙計。

薑！人人都知道，因為薑是我們飯桌上的必備佐料之一，我們在煎炒烹炸時都可放一點薑。可是關於薑的好處、如何吃、吃多少，卻很少有人能一清二楚。

薑的好處多多。老一輩人早就告訴我們，薑是助陽之品，有健脾開胃、溫經散寒的功效，還能解頭疼、發熱、霍亂腹痛、吐瀉之疾等。有關於薑的種種諺語，比如說:「晨吃三片薑，如喝人參湯。」、「冬吃蘿蔔夏吃薑，不用醫生開藥方。」等等。

男人必吃薑。為什麼這樣說呢？看看我們身邊的男人吧！緊張的生活，繁忙的工作，直接導致現代男人的壓力越來越大。人們常說，做人難做女人難，可是做為男人呢？其實更是難上加難！而這時薑可幫男人衝出重圍。因為薑能增強食慾，延緩男性身體的衰老。

生活中，有一些中老男性朋友常會因脾胃遭受寒涼，從而導致身體虛弱。這時最好多含服一些新鮮薑片，可有效刺激胃液分泌，促進消化。而且剛剛上市的嫩薑並沒有老薑的味辣，所以口感上更容易接受，而進入胃腸道後也不會傷及內陰。

對於那些工作壓力大的朋友來說，如果能在每天早起時喝上一杯淡鹽水，再嚼幾片生薑，就會感覺舌底生津，食道和胃部暖熱，腸道舒暢，食慾大增；而且你在上班時也會感覺渾身有了力氣。

關於薑能延壽，還有一個小故事。相傳，北宋大文豪蘇東坡去杭州任太守。有一天，他到附近的淨慈寺去遊玩，並順便拜見了寺內的主持。一打聽這位主持都快八旬了，可是在蘇東坡看來，這位主持不僅鶴髮童顏，而且精神矍鑠。蘇東坡就納悶了，兩人邊喝邊聊，聊來聊去，蘇東坡就問主持是用何妙方可以求得延年益壽。這位主持微微一笑，說：「其實，我們沒有什麼祕方，只是每天用帶皮嫩薑切三片，溫開水送服，到現在我們吃了有四十多年了。」

其實，生薑可以延年益壽，並不是這位主持的首創。早在春秋時，孔子就主張：「每食不撤薑。」據說孔子就有每天飯後嚼薑數片的習慣。在那顛沛流離的年代，孔子活了那麼一大把年紀，這和他經常吃薑也是有一定關係的。從中我們可以看出，「晨起三片薑，如喝人參湯。」一點不為過。

薑的好處實在是數不勝數，而且薑能在人體發揮最佳效能的也是生嚼食。但是對於那些受不了這個氣味的人來說，可以透過喝薑湯、吃薑粥，或炒菜時放點薑絲，也不失為一條養生妙計。

當然，薑雖好，並不是人人都可以肆意食用的。這裡面有一些注意事項，大家要記好了。

吃薑時最好不要去皮。很多人吃薑喜歡去掉皮，其實這樣做難以發揮薑的整體功效。

陰虛火旺、目赤內熱的人，最好不要經常吃薑，吃多了會上火。

爛了的薑也不要吃。薑爛了後就會產生很強的毒性，它會使肝細胞變性、壞死，更可怕的是它還會誘發肝癌、食道癌等。

雖說民間有「冬吃蘿蔔，夏吃薑。」一說，但對於體內有熱的人來說，在夏天天氣太熱時，容易口渴、咽喉痛、汗多，這時就要少吃生薑等熱性食物，最好的辦法就是在炒菜或做湯時，放上那麼幾片生薑就行了。

心中有「數」：

「晨吃三片薑」—這「三片薑」所帶給我們的不僅僅是身體的健康，更是心的快樂。只有身心都快樂了，我們自然就會少生病甚至不生病。這就是「三片薑」帶給我們的無上養生智慧。

每日食三棗，青春永不老

自古以來推崇「五果」，即桃、李、梅、杏、棗，其中尤以棗和我們日常最為接近。棗作為藥用的歷史可以追溯到秦漢時期，《神農本草經》即已收載，歷代藥籍均有記載，對其養生療病的認識不斷深化。

大棗不但歷史悠久，而且其中的維他命含量也極高。國外曾有一項臨床研究調查顯示，堅持每天吃一點大棗的人，身體恢復到健康狀態的速度要比單純吃維他命快三倍以上。因而，大棗也有著「天然維他命」的美稱。

其實，常食大棗的好處遠不止於此：

- 棗中含有豐富的鈣元素和鐵元素，這對防止骨質疏鬆症是極有好處的，尤其適合於中老年人和已經處在青春成長期的青少年。
- 棗類食品能提高人體免疫力，並且可以有效的抑制癌細胞的擴散。
- 經常吃一點棗的人，患有膽結石的機率會小很多，這正得益於大棗中含有的豐富維他命 C，從而使得體內堆積起來的膽固醇轉化成了膽汁酸，從而也就減少了結石成形的機會。
- 大棗 —— 尤其是紅棗，能夠促進血液中白細胞的誕生，提高血清白蛋白，降低血清膽固醇，對保護肝臟有很好的作用。女性容易發生貧血，大棗對她們也會有十分理想的食療作用，其效果通常是藥物不能比擬的。

- 棗裡面還有一種可以使得血管軟化的成分叫蘆丁，能降低血壓，對高血壓並有一定的防止功效。
- 大病之後身體較為虛弱的人，服用一些大棗或棗類製品，對身體有和好的滋補作用。而且棗還有抗過敏、除腥臭怪味、寧心安神、益智健腦、增強食慾的功效。

和其他食物不同的是，大棗雖然有這麼多的好處，但在食用的限制卻是極少。大棗尤適宜中老年人、青少年和女性服用，但有宿疾者應慎食，脾胃虛寒者不宜多吃，牙病患者不宜食用棗，便祕患者應慎食。成語「囫圇吞棗」，講的就是大棗不利於牙病患者服用的故事。

要注意的是，棗最好不要和海鮮類食品通吃，以免引起食物相剋而中毒。過度食用大棗會引起胃酸過多和腹脹，生吃時也容易滯留在腸道中而不易排出。尤其是棗已經開始發爛的時候，人吃了會產生頭暈以及視力障礙等現象，甚至還會危及到生命。

最好的吃棗方法還是應該做成湯。紅棗配鮮芹菜根一起煎服，對降低血脂膽固醇有一定效果。

棗，其實每天只需要吃三顆就足夠。三顆棗能夠給身體補充足夠的維他命，以保青春容顏。

心中有「數」：

在選擇大棗的時候，要注意選擇那些皮色紫紅、顆粒大而均勻、果實短壯圓整、皺紋少、痕跡淺的棗，尤以紅棗最好。如果紅棗蒂端有穿孔或黏有咖啡色或深褐色粉末，說明已被蟲蛀，是萬萬吃不得的。

一顆蘋果護心減肥

西方有句諺語：「一天一蘋果，醫生遠離我。」「一天一顆蘋果」是人們熟知的健康口號，的確，蘋果含有豐富的醣類、有機酸、纖維素、維他命、礦物質、多酚及黃酮類營養物質，被科學家稱為「全方位的健康水果」。那麼，到底是哪些保健作用讓它贏得了這樣的美名呢？

有一個不得不承認的現狀是，男人患冠心病的機率是女人的三倍之多。對於男人來說，這恐怕是最致命的一個難題。但荷蘭科學家的一則發現卻讓這道難題輕而易舉化解了。他們發現，每天吃一顆蘋果就可減少 50%冠心病的患病率。如果每週安排一天作為「蘋果日」，這一天只吃 400 克蘋果，一般經過五個「蘋果日」便可遠離冠心病。不僅如此，蘋果還有減肥功效，在「蘋果日」這一天分六次吃完 1,500 克新鮮蘋果，持續十個蘋果日即可初見成效。也就是說，每天吃一顆蘋果，對男人來說可以有效的保護身心，對女人來說同樣可以達到減肥美容的功效，可謂是一箭雙鵰的最佳水果。

蘋果的營養價值很高，含有多種維他命。蘋果中含有十五%的碳水化合物及果膠，維他命 A、C、E 及鉀和抗氧化劑等含量也很豐富。蘋果所含的多酚及黃酮類天然化學抗氧化物質，可及時清除體內的代謝「垃圾」，降低血液中的中性脂肪含量，而中性脂肪是造成血管硬化的罪魁禍首，對預防心腦血管疾病尤為重要。

對人身體的具體改變還是讓蘋果來做事實的陳述者更為有效。不只荷蘭科學家對蘋果的好處有研究，其他國家的科學研究工作者也都有研究。美國科學家研究證實，一個中等大小的未削皮的蘋果可提供 3.9 克纖維素，蘋果中的可溶性纖維—果膠，可有效降低膽固醇。每天吃兩個蘋果的人，膽固醇可降低 16%。芬蘭科學家提供的一項研究報告則顯示，常吃蘋果可以有效降低患上肺癌的危險性。這是因為，蘋果中含有黃酮類的化合物，可以透過人體的新陳代謝而產生抗氧化物質，從而降低肺癌的發生率。

不僅如此，蘋果中的鈣含量也要比一般水果多，這有助於排除身體中多餘的鹽分；而蘋果酸是希望減肥者的福音。可溶性果膠對便祕有好處，還有助於排除腸道中堆積的鉛、汞、錳等微量元素，維持體內血糖。蘋果含有較多的鉀，較少的鈉，可降低血壓。

妊娠期的婦女多食蘋果，一方面可補充維他命等營養物質，另一方面可調節水、鹽及電解質平衡，防止因頻繁嘔吐導致酸中毒。

蘋果還具有止瀉的功能。《本草綱目》中有「水痢不止，奈半熟者十枚，水兩升，煎一升並食之。」的說法。至今仍有用蘋果治療慢性腹瀉、神經性結腸炎及腸結核等疾病的方法。德國人也用「摩羅氏蘋果療法」治療腸炎。此外，每日早晚空腹吃一顆蘋果，可治療大便乾燥。飯後吃對反胃、消化不良有一定的作用。

吃蘋果減肥的人，同時也能改善皮膚乾燥，減輕過敏性皮膚炎、便祕等症狀。尤其是針對早晨很少吃早餐的上班族，一顆蘋果不僅有美容養顏的功效，而且能在體內產生一定的糖分來緩解飢餓感，還不會導致發胖。

心中有「數」：

蘋果的營養價值如此之高，但並不代表蘋果可以取代其他一切水果。一天吃一到兩個蘋果是最佳選擇。在吃蘋果的時候也要注意細嚼慢嚥的問題。十五分鐘內慢慢吃完一顆蘋果，可以讓蘋果中的有機酸和果酸成功殺死口腔中的頑固細菌。這一顆蘋果，可以讓你全身都受益。

兩顆橘子護胃防癌

澳洲醫學專家研究發現，每天吃兩份柑橘類水果，便可使胃癌的風險降低 50%，這一點更適用於男性朋友。男人的胃比女人的胃使用率要高得多，患胃癌的機率也高，因此這兩顆橘子對男人來說是必不可少的。

橘子含有豐富的醣類（葡萄糖、果糖、蔗糖）、維他命、蘋果酸、檸檬酸、蛋白質、脂肪、食物纖維以及多種礦物質等。這些都是人體維持正常的新陳代謝活動所必需的。中醫還認為，橘子具有潤肺、止咳、化痰、健脾、順氣、止渴的藥效。不論男女老少，適當吃一點橘子，可以說是有百利而無一害。因而橘子也被認為是水果中的上乘品。

更令人感到驚訝的是，橘子幾乎全身上下都是寶。它的果肉有很高的藥用價值，甚至連皮、核、絡、葉等都是道道地地的中藥材。

橘子皮，在中醫裡叫做「陳皮」，具有理氣燥溼、化痰止咳、健脾和胃的功效，主要用於防治胸脅脹痛、疝氣、乳脹、乳房結塊、胃痛、食積等症狀。

橘絡，也就是剝去了橘子皮之後附著在果實上的那一層白色的絮狀物，有通絡化痰、順氣活血之功效，常用於治療痰滯咳嗽等症。並且，橘絡還含有豐富且罕見的維他命 P，對治療高血壓有很好的輔助作用。患有心血管方面疾病的老年人可以多吃一些橘子。

橘葉，顧名思義就是橘子的葉子，具有疏肝理氣、消腫散毒之功效，是治脅痛、乳痛的良藥。

而在把橘皮內部的白色部分刮去之後，留下來的橙黃色的表皮成為「橘紅」，具有理肺氣、祛痰等功效，臨床多用於治療咳嗽、呃逆（打嗝不止）等症。

橘子中含有的檸檬酸具有消除疲勞的作用；橘子內側的薄皮可以促進通便並降低膽固醇；橘皮苷（橙皮素）有利於降低血壓以及擴張心臟的冠狀動脈，是預防冠心病和動脈硬化的好食品；新鮮橘子汁裡含有抗癌性很強的物質，它可以有效的阻擋和抑制癌細胞的生長。

可以說，橘子本身就是一個大寶貝，它全身上下任何一點東西都浪費不得。橘子汁多味甜，又含有豐富的維他命成分，對養顏美容也有很好的功效。冬季本身就是水果的淡季，盛產於冬季的橘子由此更顯珍貴。

但橘子和其他食品一樣，也是適宜常吃但卻不能一次多吃的。

橘子性溫，多吃容易上火，會直接引起口舌生瘡、口乾舌燥、咽喉乾痛、大便祕結等症狀。空腹吃橘子的時候，還會因為其富含的有機酸而使得過分刺激胃黏膜。並且，橘子中還含有大量的胡蘿蔔素，一次分量過大的攝取或者是連續攝取都會導致血液中含有高濃度的胡蘿蔔素，皮膚也會因此而出現泛黃。此時，最有效的解決方法便是多喝水，嚴格限制其他含有胡蘿蔔素成分的食品攝取。

> 心中有「數」：
>
> 橘子一天吃兩個是最恰當的。不論是對身體負荷比較大的男性還是對於愛美的女性來說，都要嚴格控制橘子的攝取量，否則會引起物極必反的效果。

三顆西瓜相當於一粒威而鋼

夏天的時候，面對著炎炎烈日和一身的臭汗，許多人都喜歡吃一口冰鎮的西瓜解解渴。西瓜是夏季最好的解暑水果，其也含有十分豐富的營養成分。

西瓜具有利水、消煩、清熱的功效，吃了之後可以降燥火，有利於恢復精氣神。並且西瓜是一種低卡的水果，即便是熱衷於減肥的女性也可以放心大膽吃西瓜，其豐富的水分含量還有利於美容皮膚，增加光澤和彈性。

有許多人，尤其是男性朋友在吃西瓜的時候有很大的肚量，往往一個人能吃得下好幾斤的西瓜。因為西瓜汁水多，所以也並不因此而對腸胃造成太大的負擔。但許多人卻並不知道，西瓜中大量的瓜胺酸具有與「威而鋼」類似的藥理作用。

西瓜中的瓜胺酸能使人體產生一種化合物，幫助放鬆血管，這與男性性功能障礙治療藥物的基本功能類似。吃三顆西瓜的效果，對男性朋友來說，卻相當於一粒威而鋼的作用。

吃西瓜的好處有許多，西瓜的吃法也是多種多樣：

- 用鮮西瓜皮 100 克，大棗十枚共煎水。每日當茶飲，服之可消暑健脾。把去掉了外面最硬的那一層綠皮的西瓜皮切成小塊入水煮沸之後，再依據個人的口味加入一些番茄、蛋和調味品，就可以做出很好的瓜皮湯，同樣具有消暑的功效。
- 綠豆 100 克，加水 1,500cc，煮湯，沸後十分鐘把綠豆撈起，將洗淨的西瓜皮（不用削去外皮）500 克放入再煮，煮沸後冷卻。飲湯，一日數次。這是治療夏季痤瘡（青春痘）的食療偏方。

- 鮮扁豆、鮮白花蛇舌草各 50 克，鮮荷葉 60 克洗淨，海蜇皮 200 克，西瓜皮 500 克，絲瓜 250 克，洗淨切塊，一起放入沙鍋大火煮沸後，文火燉一小時，調味後飲湯吃海蜇皮。每天 1 劑。服用之後，可以有效緩解因為暑熱之氣而給肺部造成的傷害，是疏解身熱口渴的佳品，更對乾咳無痰和便祕有一定的療效。
- 西瓜皮切絲，開水燙後撈出，與熟雞絲、瘦肉絲加調料食用，則有一定的壯陽功效。

西瓜的好處遠不止於此。其含有的精胺酸是幫助尿素在體內循環的有力成分，可以加快體內的排毒速度。值得注意的是，精胺酸大多數都集中在我們平時都不會去吃的瓜皮上的白色部分。而把瓜瓤和瓜皮濃縮製成西瓜汁飲用，可以治療急慢性腎炎，有效減輕尿頻、尿急、尿痛的症狀。

最容易被認為忽視的一點是西瓜籽。取西瓜籽 9 ～ 15 克煎湯內服，或者生吃，或者炒熟嚼食，均有一定降壓效果。這是高血壓患者的福音。

儘管西瓜全身是寶，尤其是不少男性朋友對「三顆西瓜相當於一粒威而鋼」的說法相當感興趣。這裡要鄭重提醒的是，吃西瓜並不等於吃威而鋼，二者只是在成分上有一些性質相同的內容，單純吃西瓜來達到吃威而鋼的效果，那麼所需要的量就不僅僅是三顆西瓜這麼少了。

心中有「數」：

西瓜是屬於生冷食品，吃多了會對脾胃造成很大損害，導致消化不良和抵抗力下降，直接表現是食慾不佳，嚴重者還會引起腹脹、腹瀉等現象。尤其是在季節相反的冬季，更不能多吃西瓜。因為西瓜是高糖分的水果，糖尿病患者要嚴格控制。有胃腸道疾病，心衰或腎炎患者慎食！還有感冒初期也不宜吃西瓜。

四餐菠菜保護視力

常吃菠菜，有助於保護視力。對於長期伏案工作的上班族來說，呵護眼睛刻不容緩。專家提出建議，每週吃上兩至四次菠菜，即可達到保護視力的目的。

菠菜裡面的營養特別豐富，而且口感鮮美，不管你是炒著吃還是煮湯喝，都是很不錯的食材。其實，菠菜在種植歷史可以上溯到唐朝時期。唐代已有菠菜的栽培。古人把菠菜稱之為「紅嘴綠鸚哥」。《本草綱目》中認為，食用菠菜可以「通血脈，開胸膈，下氣調中，止渴潤燥。」

菠菜含有豐富維他命C、胡蘿蔔素、蛋白質，以及鐵、鈣、磷等礦物質。鐵對缺鐵性貧血有改善作用，能令人面色紅潤，光彩照人，因此被推崇為養顏佳品。

菠菜的葉子中含有鉻元素和一種類似於胰島素的物質，對保持血糖的穩定有很好作用。豐富的維他命B群可以預防口角炎症以及夜盲症等一些因為維他命缺乏而導致的疾病。而大量的抗氧化劑和維他命E以及硒元素都具有促進細胞增殖再生的作用，不但可以重新激發大腦的功能，更有助於延緩衰老，增加人體的青春活力。所以老年人更應該常吃菠菜，可以有效的預防老年痴呆症的發生。

菠菜的食療作用主要展現在以下幾個方面：

- 通腸導便，防治痔瘡。因為菠菜中含有大量的植物粗纖維，這是促進腸道蠕動的最好動力。同時還能幫助消化，促進胰腺分泌，利於排便。對於治療痔瘡、慢性胰腺炎、便祕、肛裂等病症都有療效。
- 常吃菠菜，可以有效增加胡蘿蔔素和維他命在體內的攝取，這能夠增強人體免疫力，促進生長發育。尤其是鈣、磷，及一定量的鐵、維他命E、芸香苷、輔酶Q10等有益成分能夠給人體提供多種營養物質，是保證營養均衡、增進健康的良菜。尤其適合兒童食用。
- 菠菜在促進人體新陳代謝、延緩衰老方面的功效是十分明顯的，長期食用菠菜，還可有效降低中風的危險。把菠菜搗爛取汁，每週洗臉數次，連續使用一段時間後，可清潔皮膚毛孔，減少皺紋及色素斑，保持皮膚光潔。

但我們慣常對菠菜的認識，依舊是始於它對視力保護的奇特功效。

哈佛大學曾經進行過一項研究，結果發現，每週食用二至四次菠菜的中老年人，因攝取了維他命 A 和胡蘿蔔素，大大降低了視網膜退化的危險，對視力的保護作用十分明顯。因此，菠菜作為桌上餐，不僅是上班族需要及時補充的營養，尤其針對青少年來說，更是預防近視眼發生的最好手段。

但在挑選菠菜的時候要注意，不要被「假菠菜」給欺騙了雙眼。真菠菜的根是紅色的，根部比假菠菜的粗，但是一掐很有水分，而且很容易斷；假菠菜的根是綠色的，雖然很細但是不好掐斷。此外，也可以從葉子上來辨別，真菠菜的菜葉比較圓滑，假菠菜的菜葉是鋸齒狀。

心中有「數」：

在煮菠菜時，先將菠菜用開水燙一下，可除去 80%的草酸，然後再炒，拌或做湯。需要注意的是，菠菜作為一種補血滋陰之品，對「虛不受補」尤宜。腸胃虛寒腹瀉者少量，腎炎和腎結石患者不宜食，以免因為食用不當而引起身體上的其他反應，最後反而得不償失了。

十顆葡萄狙擊中風

在患心臟病和中風的機率上，男人要比女人承擔更大的風險。但好在上帝為你關上一扇門的同時，必定會打開另一扇窗。不只是對於男人來說，任何人只要堅持每天吃十顆葡萄，最好不要去皮，便可輕鬆解決中風問題。

葡萄是最常見的水果之一，又稱草龍珠，山葫蘆。據統計，這一粒小小的葡萄中含有的營養成分可不比任何水果少。每 100 克葡萄含水分 87.9 克，蛋白質0.4克，脂肪0.6克，碳水化合物8.2克，粗纖維2.6克，鈣4.0毫克，磷7.0毫克，鐵0.8毫克，並含有胡蘿蔔素、維他命B1、維他命B2、維他命C、維他命P、維他命PP等，此外，還含有人體所需的十多種胺基酸及多量果酸。

《神農本草經》載：「葡萄味甘平，主筋骨溼痺，益氣，增力強志，令人肥健，耐飢，忍風寒。久食，輕身不老延年。」有了這麼多的營養元素做支撐，葡萄對人體的補益作用不言而喻。

- 常吃葡萄，可以有效的緩解神經衰弱現象，對過度疲勞引起的身體上的多種反應都有很好的緩解作用。
- 由葡萄釀製而成的葡萄酒絕對是酒類中的佼佼者。它雖名為酒，但其實是一種低度飲料，並且還含有十幾種胺基酸和豐富的維他命B12和維他命P。它在味道和口感方面都保持上等的同時，每日少量飲用更有舒筋活血、開胃健脾、助消化、提神醒腦的功效。如患有腦貧血、頭暈心悸者，可適量飲服葡萄酒，每日二至三次。
- 成熟的葡萄吃起來是甜的，這就說明葡萄中含有大量的糖分。葡萄含糖量達8%～10%，而且還是極易於被人體吸收的葡萄糖。所以當因為不良的生活習慣——如不吃早餐——或者其他原因而出現低血糖症狀時，及時吃幾粒葡萄或者引用葡萄汁，都可以使症狀得到緩解。
- 法國科學家進行過一項研究發現，小小的葡萄甚至具有媲美於阿司匹林的功效，有助於阻止血栓形成並降低人體內血清膽固醇的含量，對預防心腦血管疾病有很好的作用。
- 葡萄中含有的類黃酮物質是一種強氧化劑，可以清除體內的自由基，具有一定的抗衰老功效。
- 很多人不知道的是，葡萄中同樣含有抗癌物質，能夠有效的防止健康細胞癌變，並組止癌細胞在體內擴散。
- 中醫上認為，葡萄能滋肝腎、生津液、強筋骨，有補益氣血、通利小便的作用，可用於脾虛氣弱、氣短乏力、水腫、小便不利等病症的輔助治療。但在西醫臨床上，葡萄的神奇功效遠不止於此。患者進行了器官移植手術後，服用適量的葡萄汁可以在很大程度上減少排異反應，使健康早日到來。

葡萄是極為大眾的水果，所以一般人都適合食用。尤其是貧血、高血壓、水腫、神經衰弱、疲勞的人，更應適當多吃一些。由葡萄風乾而成的葡萄乾含糖、鐵較多，更適合兒童、婦女、體弱貧血者作為補品食用。

值得提示的是，葡萄每天攝取100克左右的量即可，差不多相當於十顆葡萄。而在吃了葡萄後要盡量避免馬上喝水，以免葡萄中的鞣酸與水中的鈣質形成難以吸收的物質，否則就很容易引起腹瀉。

在吃葡萄的時候，最好不要吐葡萄皮，因為上文中所述的葡萄中很多的營養元素都是儲存在葡萄皮中的。把葡萄的肉和葡萄汁的營養價值與葡萄皮比起來，簡直就是小巫見大巫。即要隨時記得，吃葡萄不吐葡萄皮的道理。我們提到的十顆葡萄狙擊中風，也是要強調葡萄皮在其中產生的關鍵作用。這是因為，可以有效防止中風的白藜蘆醇成份也是在葡萄皮中的含量居多。

由於葡萄的含糖很高，所以糖尿病人應特別注意忌食葡萄。

心中有「數」：

吃葡萄的時候不能因為葡萄皮的大療效而忘記一些小細節。要慎選有機環保環境所生長的葡萄，才能把葡萄皮「安全、乾淨」的吃下肚子。

二十顆櫻桃對抗關節炎

櫻桃在日常生活中的售價也比一般的水果要高出許多。但價格高有價格高的道理，這不僅僅是物以稀為貴的道理，櫻桃的真正好處得待吃到嘴裡面之後才能體會到。

年輕力壯的時候，喜歡四處奔走的瀟灑；到年老時才明白瀟灑也是要付出代價的。當關節炎症逐漸找上門的時候，煩惱就再也揮之不去。然而，我們依舊可以透過在飲食上下功夫來彌補這一缺陷。經常吃櫻桃或飲用櫻桃果汁，便可預防關節炎。每天吃二十顆帶有酸味的櫻桃，就能基本上控制關節炎引起的疼痛。

櫻桃色澤鮮豔、晶瑩美麗、紅如瑪瑙、黃如凝脂，營養特別豐富，果實富含糖、蛋白質、維他命及鈣、鐵、磷、鉀等多種元素。在水果家族中，一般鐵的含量都較低，櫻桃卻卓然不群，一枝獨秀。平均每 100 克櫻桃中含鐵量多達 5.9 毫克，居於水果首位；胡蘿蔔素含量比葡萄、蘋果、橘子多四至五倍。

鐵是合成人體血紅蛋白、肌紅蛋白的原料，在人體免疫、蛋白質合成及熱量代謝等過程中，發揮著重要的作用，同時也與大腦及神經功能、衰老過程等有著密切關係。常食櫻桃可補充體內對鐵元素量的需求。

櫻桃的果實吃起來略微帶甜，但卻並不發膩。常吃櫻桃，有調中益脾之功，可以活血化氣、平肝去熱，並能促進體內血紅蛋白的再生，對貧血症患者、老年骨質疏鬆症、兒童缺鈣缺鐵等都有很好的輔助治療作用。長期服用的話，可以明顯提高人體免疫力。

櫻桃的藥用價值可並不只這些，常吃櫻桃還可以有以下功效：

- 防止麻疹。櫻桃汁能有效預防兒童感染麻疹，櫻桃核對已經患有麻疹的病體有著發汗透疹解毒的功效。
- 祛風除溼。這也就是我們開篇就提到的櫻桃對防止關節炎疾病而產生的特殊功效了。因為櫻桃有補中益氣的功效，所以在祛風除溼方面的表現十分優秀，對風溼腰腿疼痛等症狀都有很好的療效。
- 收澀止痛。不小心燙傷或凍傷後，櫻桃都能充分發揮本身的止痛作用，防止外傷起泡化膿。
- 養顏駐容。這是最受女性朋友歡迎的內容。因為櫻桃內含的營養十分豐富，且在各種水果的類比中都居於前列，所以對養顏都有很好的作用。經常用櫻桃汁來擦洗面部和皺紋處，還能夠使皮膚變得更加白潔潤滑，去皺除斑效果也很好。

此外，櫻桃還有一個不為人知的奇特功效。櫻桃樹根還具有很強的驅蟲、殺蟲作用，可驅殺蛔蟲、蟯蟲、絛蟲等。這也是一味不可多得的中藥材。

儘管如此，櫻桃依舊不能多吃。野櫻桃中的氰甙存在於大量的種子與水果中，一旦服用過量就會產生反效果，甚至會出現中毒的可能性。櫻桃性溫熱，熱性病及虛熱咳嗽者忌食，體內有火的人，如出現口腔潰瘍等症狀時，也要忌食，糖尿病患者也包含在其中。

心中有「數」：

櫻桃中的鉀元素含量相當高，這對腎病患者來說是極大的危險。一旦服用過度，就會發生少尿或水腫，甚至出現「高血鉀」的症狀，這可是慢性腎病的隱形殺手。切記的是，千萬別讓自己成為追殺者的下一個目標。

50 克南瓜籽保護前列腺

中醫上提到，南瓜籽，性微寒，入腎經、肝經，對男性朋友來說是一款極好的食療物品。在德國科學家的一項研究中發現，在一些經常吃南瓜籽的民族中，男性前列腺發病的機率相當低。經過一番深入研究後終於得出結論：南瓜籽油中含有豐富的鋅元素，前列腺病變的原因就是前列腺體內的鋅含量減少。

前列腺，是男性獨有的腺體器官，卻也是不少男性的難言之隱。在所有的男科疾病中，前列腺是一個重災區。但你只需要每天堅持吃 1 把南瓜籽 —— 約 50 克左右 —— 就可輕鬆保證男人的雄風。

南瓜籽油裡含有一種非常獨特的固醇，它可以有效的幫助已經腫大且正處於衰弱狀態中的前列腺恢復正常功能。這是因為，當男性邁過四十歲的不惑之年後，體內的荷爾蒙分泌水準就會出現很大的變化，睾丸在分泌出一種叫做睾丸酮的雄性激素的同時，還會分泌出一種 DHT 物質，它正是造成前列腺腫大的罪魁禍首。而南瓜籽中的固醇分子正好可以有效的抑制 DHT 物質對前列腺造成破壞。

研究報告顯示，每天堅持吃一把南瓜籽就可治療前列腺肥大，並使第二期症狀恢復到初期，明顯改善第三期病情，甚至對預防和輔助治療前列腺癌有明顯的效用。

但很顯然，南瓜籽的功效並不僅僅在於瞄準男性身體上的這一特殊部位，它的食療價值更展現在其他方面：

- 南瓜籽含有亞油酸，能夠有效的降低血糖，是糖尿病患者的良藥。
- 南瓜籽油中含有 60%以上的不飽和脂肪酸與植物性蛋白。這些物質可以乳化和分解血液中的脂肪，促進血液循環，改善血清脂質，清除過氧化物，使血液中膽固醇及中性脂肪含量降低，減少脂肪在血管內壁的滯留時間，防止動脈硬化。
- 人體中的大部分新陳代謝活動都需要有酶的參與，酶要實現正常的功能運行就需要有礦物質的幫助。南瓜籽中含有大量的礦物質元素，尤其以鎂元素最為著稱。所以服用南瓜籽，可以改善因鎂元素攝取量不足而引起的器官鈣化，並可以延緩衰老。
- 南瓜籽油還能夠有效的驅除腸內的蛔蟲、絛蟲、血吸蟲等寄生蟲。空腹細嚼後吞服南瓜籽，便可以達到這一功效。因此，南瓜籽也可謂是爽口的「驅蟲佳品」。

另外，南瓜籽以不同的方法送進腸胃，還能夠產生不同的功效：

- 治高血壓：多吃南瓜（尤其是生食或蒸至半熟），可降血壓。
- 治氣喘：蒸熟南瓜混和蜜糖吃，早晚一次，長期服用。
- 治久咳：南瓜藤去頭，插瓶中，令其汁液流入，二十四小時後取汁用開水沖服。
- 治浮腫、腹水、小便不暢：南瓜蒂燒後研成末，溫開水送服，每日三次，每 次二克。

- 治慣性流產：南瓜蒂三枝，薏仁 120 克，加水煎服，連服數日。
- 治燒傷、燙傷：南瓜搗爛取汁，塗敷傷口。也可以用南瓜藤汁塗傷口，每日三次。
- 治支氣管氣喘及老年慢性支氣管炎：鮮南瓜 500 克，紅棗二十粒，適量黃糖，加水煮湯服食，每日兩次。
- 治痢疾：用南瓜葉煎湯飲。
- 止痛：瓜肉煮熟敷貼患處，可消炎止痛。

由此可見，南瓜籽雖小，只要合理食用，也能發揮大功效。

心中有「數」：

南瓜籽尤其適合成年男性、糖尿病患者、血脂偏高者、前列腺增生的人進行食療服用。但脾胃虛寒、過敏體質的人記得要慎服，不可因為一物之好而有病亂投醫。

第二章　求醫不如求多動——「數」說運動中的養生智慧

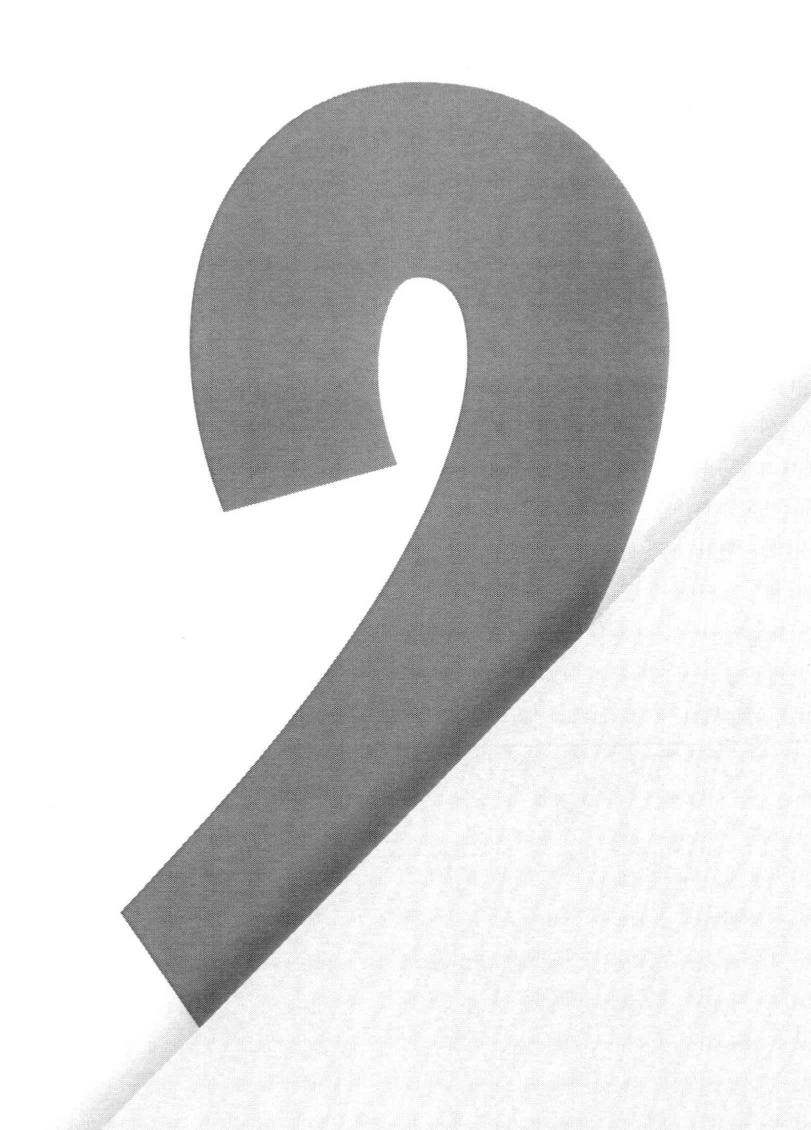

每週運動不少於三至四次

對於都市裡生活的人們來說，運動恐怕是最奢侈的一件事情了。但不管工作究竟有多麼忙，每天抽出一定的時間運動一會兒，是在對自己的身體負責。抽出時間運動，這是非常重要且不能忽視的問題。

人的身體在逐漸衰老的過程中，首先是從動脈開始老化，慢慢出現體內供血不足，進而無法承受高強度的工作和工作，甚至連日常的行動都會變得遲緩。在醫學上，預防動脈老化的一個重要指標是血管的收縮壓和舒張壓，也就是我們常說的低壓和高壓。

運動，本身就是一個降低收縮壓和舒張壓的過程。在運動的過程中，人的身體會分泌出一種有利於提高健康程度的膽固醇。堅持運動，更能夠使得自身的血管富有彈性，骨骼密度也會呈現出增大的態勢，有利於防治骨質疏鬆症，以及增加肌肉的力量。對快生活節奏以及高壓族群來說，運動所能夠帶來的最關鍵的一點在於可以舒緩壓力。運動時體內產生的內啡肽可以有效的緩解緊張情緒，進而使人變得快樂。而壓力過大，也是導致人體衰老加速的重要原因之一。

人人都知道運動好，但運動卻並不是越多越好。一個健康的成年人，平均每個星期運動三至四次，每次三十分鐘左右，就可達到理想效果。這是因為，人身體每個部分的肌肉鍛鍊的間隔不能超過兩天，同一個部分的肌肉最好是隔天練一次。與運動同時間進行的是，還要加強營養，比如蛋白粉和胺基酸，還有複合維他命，以保證及時補充因為運動而出現的營養流失。

在這三十分鐘的運動時間中，可以選擇一些中等強度的有氧鍛鍊，如慢跑、快走、爬樓、登山、游泳等等。運動的目的不是要透過短時間的鍛鍊來改變身體的體質，而是能夠讓自己的心臟、動脈、骨骼與關節、心情甚至生活態度在這一段時間中都得到改善，久而久之，運動還給你的將是整體健康。因此，這就更加要強調運動的頻率。每週保證三至四次的戶外運動，是最佳的健康生活方式。

那麼，究竟有那些運動是比較適宜的，既不會讓人感覺到太累，又能有一定的鍛鍊效果呢？我們剛剛提到，要盡量選擇一些運動強度中等或中等偏下的有氧運動，如長距離慢跑、自行車郊遊、水中走或跑和減肥操等。以長距離慢跑為例，應將運動心率控制在 120 ～ 140 次／分之間。一般來講，用 180 減去自己的年齡即為適合你的運動心率。比如，一個三十二歲的男子，180-32 ＝ 148 次／分即為合適的運動心率，也是安全的運動心率。具體選擇那一種運動方式，還要依據個人愛好以及環境情況而定。

需要注意的是，在運動的初始階段，最好不要選擇強度太大的運動方式，運動時的心率也應該保持在 130 次／分以下，每週運動三至五次，每次四十至六十分鐘即可。時間可以選擇早晨起床或者傍晚時分，公園、體育場、湖邊無疑是最好的場所。一方面可以避讓在公路上的車輛和行人，另一方面在這些地方樹木比較多，空氣品質也相對較好。不要走過多的陡峭台階，以免因膝關節、腳關節等部位承受力過重而受傷。

心中有「數」：

運動是一項需要長期去堅持的活動，不能三天打魚兩天晒網，這樣反而會對身體更加不利。真正的運動，是量力而行，這也是大自然有序運行的基本法則。

運動的最佳時間為下午四點到晚上八點

美國芝加哥大學臨床研究中心曾發表的一份研究報導說，人體生理時鐘對運動的反應比過去認為的具有更重要的作用。研究的結果發現，人體的溫度變化在很大程度上影響著運動的鍛鍊效果。當體溫越高的時候，鍛鍊的效果也就越理想。

在了解了運動的好處以及如何運動之後，另一個十分重要的問題是，究竟什麼時間運動是最好的？

人體的溫度變化規律是，每天造成起床的一至三個小時之內，體溫往往是最低的，而到了下午的時候就會升到最高。因此，在下午的時間去運動，是最佳的選擇。這時，因為較高的體溫而使得肌肉感覺到溫暖，也會由此而感覺精力更加充沛，心率也會在運動的過程中容易調整到平穩的狀態，血壓也不會出現大幅度升高的現象。

這一項研究中的一個實驗還顯示，早上在跑步機上高強度運動一小時後進行的驗血結果顯示，荷爾蒙的水準與同一時段臥床休息時的含量相當。也就是說，這一個小時的運動完全沒有任何功效。而在晚上七點到第二天凌晨兩點作同樣的運動後，荷爾蒙的水準比其他時段要高出許多。這顯示人體內荷爾蒙在不同時段對運動的反應受到生理時鐘控制。

又因為工作、晚飯和睡覺等多方面的關係，所以運動的最佳時間應該為下午四點到晚上八點這一段時間中。

儘管如此，但這一方面在我們的現實生活中卻是一點都不現實的。

每天下午的時間，大多在辦公桌前面忙著處於工作，想要於此時到戶外進行一圈有氧運動，無異於是天方夜譚。所以，在選擇最恰當的運動時間時，首先應該問自己幾個問題：

- 你的作息時間是什麼？你是不是在下午或晚上的時候都很忙，是不是早上的鍛鍊更適合於你？或者，你是否有必要調整早上、下午或晚上的鍛鍊？
- 你何時感覺狀態最佳？你早上起床有困難嗎？你是不是那種辦事拖拖拉拉的人？那樣的話，鍛鍊肯定就會被你排到最後一項了。

最後得到的結果一定會完全否定掉下午進行運動的合理建議。相反，更多的人願意把運動時間調整到早上，一方面認為適量的運動更有利於大腦清醒，甚至更能夠增加早餐的胃口。另一方面，人們也普遍認為早上運動是更容易堅持下來的方式。

其實，早上運動也無可厚非。對於健康而言，從什麼年齡開始運動都有效，有時間多鍛鍊，沒時間少鍛鍊，只要動起來就好，哪怕只是一招一式。

但早上運動也要注意到一下幾點：

- 盡量避免大量植物生長的地方。這是因為植物在經過了一整個晚上的呼吸作用之後，會排放出大量的濃度較高的二氧化碳，再加上漂浮的灰塵的作用，這些對人體有害的物質會沉在種滿植物的這個空間中，人若是在其中運動必定對健康不利。
- 人的血壓在早晨起床的時候通常會比較高，此時鍛鍊一定要注意適度的原則，否則引起的後果不堪設想。
- 經過一夜的營養消耗之後，人體已經處於極度飢餓的狀態，此時運動雖然可以燃燒脂肪並達到減肥的目的，但一定要注意不要太過，以免因為血糖過低而出現危險。

其實，是不是在早晨鍛鍊，或者在什麼時段進行運動，都主要取決於鍛鍊的目的。究竟什麼時間鍛鍊最好，不是絕對的，因人而異。

心中有「數」：

吃得特別飽以後，立即進行運動肯定不好，這是因為飯後，你的血都集中到胃裡去消化食物了，此時運動反而會導致消化系統的供血不足，應該在飯後休息半小時後再去運動。所謂「飯後百步走，活到九十九」的說法，也是應該慎重去執行的。

每天步行 6,000 步

所謂「吃動平衡」，就是宣導每一個人每天都透過運動的方式把身體內多餘的營養元素排泄和消耗掉，最終實現熱量攝取和消耗的平衡。這遠比盲目節食更具有科學性。

吃得多、動得少是現在一些富貴疾病高發的重要因素。既然運動是保養身體健康的絕佳方法，究竟有沒有一個十分準確的數字來讓我們每一個人都能夠確定自己每天運動量的大小呢？這個問題的答案是令人欣喜的。健康專家宣導每天能步行 6,000 步以上或進行一小時左右的體育鍛鍊，以達到「吃動平衡」。

專家學者給大家提出來的建議是，普通老百姓每天應該達到步行 6,000 步的活動量。

根據常人走路的步伐和速率來測算，一個正常人每天平均走路約為 2,000 步，一個青壯年每天從食物中攝取到的營養以及由此產生的熱量約為 2,300～2,500 大卡。如果每天不做任何運動，單單只是以走路來計算，那麼 2,000 步的活動量消耗的熱量也僅僅只有攝取熱量的 1/3 左右。因此，專家建議我們普通老百姓要每天走路 6,000 步，以實現攝取和支出之間的平衡，更能避免多餘的熱量以脂肪的形式儲存下來，從而造成不可避免的肥胖。

當然，這 6,000 步並不是不多不少的一個整數，而是指一種行走運動的方式，最終要實現消耗 6,000 步運動的熱量。這 6,000 步的距離到底能夠消耗多少熱量，也是和每個人的體重、步行速度、路面狀況以及肌肉狀態都有關聯的，所以無法從中拿出一個準確的數值。更不能一口就咬定說，只要走夠 6,000 步就一定能實現「數值平衡」，這還要取決於你當天的熱量攝取有多少。所以，6,000 步的距離是一個理想狀態下的資料。

理論而言，以普通的速度走 1,000 步等於以較快的速度走十分鐘的距離，等於騎自行車七分鐘，等於拖地八分鐘，等於打太極拳八分鐘。所以，只需要簡單的換算，就能知道自己每天的運動量需要保持在多大範圍之間。

若是你實在想知道準確的數值，只需要買一個計步器，讓自己在數字的壓力下走夠所需要的步數，豈不也是既簡單又實用的方法嗎？

另外，專家提出來的這 6,000 步也是因人而異的。體型比較肥胖的人若是想要減肥，還需要適當增加量。即使支出大於本身的收入時，就能夠輕鬆達到減肥的目的的。而單純透過飢餓的方法來進行減肥，是一種十分莽撞且不理智的行為，是不值得提倡的。

尤其要注意的是，走路時應該挺胸抬頭，這有利於緩解因為久坐不動而給肩頸背部造成的疲勞，有效緩解頸椎疾病。並且，行走還能夠使得下肢的肌肉得到鍛鍊，能夠幫助維護髖、膝關節的穩定性。專家透過研究還發現，每天堅持步行，對大腦、心臟、血管和骨骼都有很大的好處。經常步行的女性患中風的機率要比不常步行的女性低37%，每週步行十公里患上老年痴呆的危險就會小很多，常走路的人血液循環較好，肝臟的代謝功能好，多用雙腳走路，還有助於消除工作和生活的壓力，使晚上更容易入睡並保證高品質的睡眠。

還要格外提醒的是，患有心臟病、氣喘或心肺功能不佳的病人，在健走時必須特別注意身體上的微弱變化；膝關節較弱、容易痠痛的人不宜進行快走。而身體狀況比較好的人，每天多增加一些行走的步數里程也是完全可行的。還是那句老話，一切以自己的身體條件為基本前提！

心中有「數」：

快步行走是最簡便、最經濟的有氧代謝運動。世界衛生組織也認為，步行是最安全、最佳的運動和減肥方式。每天步行 6,000 步，對上班族來說其實並不是難題。

每隔一天做二十分鐘的重量訓練

顧名思義，重量訓練就是對身體肌肉的一種訓練方式。但是肌肉訓練不等同於我們日常的跑步等有氧運動，它在每次鍛鍊之後，需要有一個休息調整的時間。所以重量訓練的要點是，訓練的時候要求力量強度，但是需要少次數。

重量訓練並沒有太高的技術性要求，只要能堅持次數即可。但必須注意的是，重量訓練隔天練一次，以便給自己的身體一個恰當的緩衝期。

儘管如此，重量訓練對肌肉的鍛鍊是十分明顯的。尤其是在健身房的器械鍛鍊中，你甚至都能感覺到肌肉生長的速度。但肌肉組織其實是要比脂肪組織更消耗人體熱量的，因為重量訓練是屬於無氧運動，對新陳代謝並無特別的幫助，隨著人體年齡的成長，當新陳代謝的速率逐漸變慢時，重量訓練的優勢就會更加突出，對於肌肉的鍛鍊也會變得更加重要。

重量訓練側重的是強度和頻率。所以每次進行這項訓練的時候，都要盡最大的能力去接近自己身體的極限水準，每週最少兩到三次，平均以隔天進行一次效果最好。如果是有計劃進行重量訓練，你就會發現在自己大腿、腹部、胸部和手臂等部位開始存有大塊的肌肉。這些肌肉，正是消耗身體多餘熱量的有力武器。

一般在健身房運動，在專門器械的幫助下，可以推三至五個度，做兩三組就行，不論是臥推、深蹲都可以。如果感覺去健身房太麻煩，在家也可以輕鬆進行重量訓練。做法如下：

- 肩部，上臂：倒立，再臂彎曲，伸起。
- 胸部：把被子疊好放背上做俯臥撐。
- 下肢：單腿立，下蹲，順便練平衡。

鑑於重量訓練對身體體能的高強度要求，在營養攝取上更不能放鬆。飲食要以雞肉、牛肉和鮭魚為主，可以多喝一些含有豐富蛋白質的豆漿。水果方面，香蕉是最好的選擇，因為它含有豐富的維他命元素，營養價值很高。在訓練後的三十至九十分鐘裡，蛋白質的需求達高峰期。此時補充蛋白質效果最佳，但不要訓練完馬上吃東西，至少要隔二十分鐘。

而許多人進行重量訓練的時候總是容易走進一個錯誤觀念，認為越是高強度、高頻率的進行鍛鍊，就越能夠快速見到理想中的效果。其實並不是這樣。重量訓練是對肌肉進行鍛鍊，我們身上的肥肉可能因為一些脂肪的堆積很容易就減少，但肌肉卻不是這樣的。

肌肉的鍛鍊不是一時間可以養成的。所以在注重鍛鍊的同時，更要注重修養。在健身後的休息時段裡，肌肉細胞才開始真正進行一個自我修復和發展的循環過程。給身體補充的各種養分，才會因為這次的鍛鍊而真正進入到肌肉組織中。於是在隔天再進行訓練的時候，才會覺得肌肉變得更加有力量。

心中有「數」:

重量訓練之後的休息恢復期很重要。但休息的方式也並沒有太多的要求。但高品質的充分的睡眠，無疑是讓肌肉細胞最快速修復和發展的絕佳方式。

每隔一天應做的仰臥起坐次數為二十四次

仰臥起坐是一種簡單易學、人人都會的運動。多做一些仰臥起坐，可以使腰腹部變得更加平坦。而且這種鍛鍊方式對時間、速度、力量和地點等都沒有特殊的要求，因此也深得所有人的喜愛。但要記得，仰臥起坐雖然簡單有效，卻並非做的越多越好。

專家給出來的建議是，仰臥起坐應該每隔一天的時間做三組訓練，每組只需要八次。也就是說，就可以達到鍛鍊的目的了。也就是說，每隔一天，僅僅只需要做二十四次仰臥起坐。

沒錯，這不是以數字來判斷身體是否強壯的方式。只要把每一次的仰臥起坐都做到位，把身體的力量都集中到腹部的肌肉上，當你慢慢躺下去再慢慢靠著肌肉的力量坐起來的時候，其產生的鍛鍊效果是驚人的。別小看這小小的二十四次，堅持一段時間後，你一定會發現與眾不同的效果。

仰臥起坐是體能鍛鍊的一個重要環節，但卻並不能僅僅因此就誤解了它的作用。研究發現，仰臥起坐達不到一百五十次的話，是沒有任何減肥作用的。因此我們強調的每隔一天做二十四次仰臥起坐，就和這個數目相去甚遠了。因為它消耗的熱量並不多，並且所消耗的熱量也是來自於全身各個不同的方位的，並不單單是腹部脂肪這一塊，因此也有許多人開始不自覺加大仰臥起坐的次數。但我們做仰臥起做的目的並不在於透過消耗熱量的方式來實現減肥腰腹部的目的，而是透過鍛鍊肌肉的方式，進而加強腹肌，以對背部有更好的支撐，可以增強在從事其他有氧活動和娛樂活動中的體力。

所以，必須要破除的一個誤解是，進行仰臥起坐並不會減掉小肚腩，反而會使腹肌更加發達，肌肉增強。不過如此少量的仰臥起坐不會讓你真正練出只有健美運動員才有的六塊腹肌的，它只會讓你的腹部更加平滑且有力量感。做得正確的話，仰臥起坐既可增進腹部肌肉的彈性，同時亦可以收到保護背部和改善體態的效果。反過來說，若果進行不當，仰臥起坐不但是浪費時間，甚至是有害無益。

儘管我們每一個人都可以隨時隨地做上幾個仰臥起坐，但還是有必要再把仰臥起坐的姿勢和技巧詳細說一遍。正確的做法如下：

身體仰臥於地墊上，膝部屈曲成 90 度左右，腳部平放在地上。平地上切勿把腳部固定（例如由同伴用手按著腳踝），否則大腿和髖部的屈肌便會加入工作，從而降低了腹部肌肉的工作量。再者，直腿的仰臥起坐會加重了背部的負擔，容易對背部造成損害。這一點也是大眾最容易犯的錯誤。

其次就是手的擺放位置。雙手的位置不同，腹肌所感受到的力量也不一樣。手越靠近頭部，便會感到越吃力。剛開始進行的人，可以把手緊靠在身體兩側，當體能逐漸適應之後，可以將雙手交叉貼在胸前。也可以嘗試著將兩手交叉放在頭後，或者兩手分別放在另一側的肩膀上。切記把手指放在頭下面，在起身的時候用手指的力量去搬動頭部，這樣做極容易拉傷頸部的肌肉，還會明顯降低腹部肌肉的工作量。

仰臥起坐要講究以相對緩慢的速度進行，就像是影片中播放的慢動作一樣，當依靠腹部的力量把身體慢慢拉起來的時候，就可以保證腹部較深層的肌肉同時都參與到這項工作之中。

當身體離開地面有十至二十公分時，需要收緊腹部的肌肉略作停頓，然後再慢慢把身體下降恢復到原來的位置。背部著地後，稍微調整呼吸，再進行下一次循環。

初學者要避免一次過做得過多次數的仰臥起坐，最初進行時可以嘗試先做五次，然後每次練習加多一次，直至達到十五次左右，這時便可嘗試多做一組，直至到達三組為止。

心中有「數」：

按照既定的標準和頻率做適當的仰臥起坐活動，所產生的並不僅限於鍛鍊腹部肌肉的目的，其對防治一些婦科疾病、改善脊柱損傷、強壯腹直肌和臀肌以及鍛鍊腹股溝都有很明顯的效果。但要注意，一是量不能大，二是要長期堅持，如此才能真正有鍛鍊的效果。

四個三分鐘，防病又健身

每天堅持四個「三分鐘」運動，可以改變整個人體大循環。三分鐘所能做的事情看似十分有限，但對於大多數人來說，卻也是十分簡單有效的一種健身方法。正是因為時間短、易操縱，才能從這「三分鐘」的鍛鍊方法顯示出奇效。

四個三分鐘，分別是指：腹式呼吸三分鐘，前彎摸地運動三分鐘，冷水澡洗三分鐘，搓手三分鐘。

下面一一進行詳細解釋：

腹式呼吸三分鐘

所謂腹式呼吸，是區別於我們正常人進行的肺部呼吸而言的。在道家養生功中，腹式呼吸是最基本的養生功法。具體做法為：平躺仰臥，解開腰帶以使全身都放鬆，然後吸足一口氣，記住不要讓氣直接進入到腹部，而是有意識的使自己的肚子以及腹部鼓起，讓其進入到自己丹田的位置。丹田在肚臍下面三寸。保持適當的呼吸節奏，然後再慢慢把肚子裡面的氣呼出去。

腹式呼吸的好處在於，它是使得存在於整個腹部的全身重要內臟器官都參與進來的一種呼吸運動。當進行腹式呼吸的時候，膈肌上下運動的幅度會增加，肺部也會因此而擴大，心臟以及一些和大動脈直接連接的重要器官的活動量也都相應增大，體內的臟器和血管神經會因為適量的運動而得到緩和，這更加有助於增進食慾。尤其是在入睡前做少量的腹式呼吸運動，對快速入眠和增強睡眠品質有很好的作用。

前彎摸地運動三分鐘

在道家養生功中，前彎摸地運動的方式叫做「雙手攀足骨腎腰」，是在起床後或者晚上臨睡前進行的一項十分有益的運動。方法其實也很簡單。

採取站立的方式，呈彎腰低頭狀，讓自己的雙手盡量俯身觸地，保持一秒鐘一次的頻率，連續做到一分鐘左右。在觸地的過程中，並不要求每個人都能讓雙手都觸摸到地面，只要向著正確的方向盡自己最大的努力就行。開始的時候，因為整個身體的筋骨尚未活動開，可以把頻率稍微放慢一點，量也可以少一些。

這種運動可逐步增加腦血管的抗壓力，以預防中風。特別提醒的是：有血管硬化或心臟病的人做這種運動時要謹慎，以防發生意外。

冷水澡洗三分鐘

俗話說：「要想身體好，每天冷水澡。」很多人洗過冷水澡之後都覺得神清氣爽，甚至一年四季堅持洗。洗冷水澡的好處有許多。冷水浴，是全身「血管操」，特別對皮膚微循環大有好處，可促進全身血液循環，預防心血管和腦血管疾病。

剛開始洗冷水澡的時候，皮膚表皮會收縮，血液因為寒冷的緣故而更多流向了內臟。當等三分鐘之後身體適應了這種溫度，血液會重新進行分配又回流到皮膚的表皮，整個過程就像給血管做「體操」一樣，不僅可以增強抵抗力，還會增強血管彈性、預防動脈硬化。

並且冷水澡對神經系統的刺激也很明顯，由此導致的心跳加快、呼吸加深、血流加速等現象都是新陳代謝加快的表現，由此皮膚也會變得更加柔軟和富有彈性。而冷水澡對增強消化功能也有很大的幫助，對慢性胃炎、胃下垂、便祕等病症有一定的輔助治療作用。

但要注意，冷水澡並非人人適宜，嬰幼兒和六十歲以上的老人最不好洗冷水澡，孕婦和經期的女性也要多加注意。高血壓患者洗冷水澡，會使血壓升高，甚至導致腦血管出血、中風、昏迷等；心臟病患者洗冷水澡，會加重心臟負擔，誘發心絞痛、急性心肌梗塞甚至猝死；風溼病、坐骨神經痛患者受冷水刺激會加重局部疼痛，也不宜洗冷水澡。

搓手三分鐘

冬天天冷的時候，人們會習慣性的搓自己的雙手，這是摩擦起熱的道理的最簡單應用。但搓手這麼簡單的事情，效果卻一點都不簡單。我們的手掌上其實暗藏了很多玄機。手上有很多經絡穴位，按摩這些穴位可以對其對應的內臟有很好的保健作用。

兩手相對不斷揉搓，直到手心感到微熱為止；再將手背相對，來回摩擦，最後是十指互相交叉，不停上下揉擦。這一個極為簡單的動作，就等於給自己做了一個全身按摩。

想不想健康，就只看你想不想為了健康每天付出這三分鐘了。

> 心中有「數」：
>
> 三分鐘，所能夠做的事情是十分有限的，但正是因為時間短、易操縱，這「三分鐘」的鍛鍊方法才顯示出奇效。

晨起九分鐘，養生有奇功

莫嫌上述的三分鐘養生功複雜，正是這短短的三分鐘，有利於人體一生的健康。除了這每天三分鐘之外，還有一個早起九分鐘，同樣也是不能夠忽視的。

每天早晨醒來後，養生專家給各位的提議是，先不要著急下床走路，先花上九分鐘的時間在床上回神一會兒，做一些對身體有好處的養生保健動作。這些動作可以強身健體，可以祛病養生，對預防心腦血管疾病以及增強身體各個器官的功能都很有好處。

這十分鐘要做的事情如下：

手指梳頭一分鐘

用雙手手指由前額至後腦勺，依次梳理，增強頭部的血液循環，增加腦部血流量，可防腦部血管疾病，且使發黑又有光澤。頭為「諸陽之首」，每天疏理頭髮，至頭皮微熱，就能疏通全身的陽經，啟動人體的陽氣。尤其是在清晨剛剛起床時，正好是驅散體內夜晚聚集的陰氣而讓有利於白天工作的陽氣徹底散發出來的好時機。

現代研究表示，頭是五官和中樞神經所在，經常梳頭能加強對頭的摩擦，疏通血脈，改善頭部血液循環，使頭髮得到滋養，烏黑光潤，牢固發根，防止掉髮；能聰耳明目，緩解頭痛，預防感冒；可促進大腦和腦神經的血液供應，有助於降低血壓，預防腦溢血等疾病的發生；能健腦提神，解除疲勞，防止大腦老化，延緩腦衰老。

輕揉耳輪一分鐘

用雙手指輕揉左右耳輪，使其發熱舒適。因耳朵布滿全身的穴位，這樣做可使經絡疏通，尤其對耳鳴、目眩、健忘等症，有防治之功效。

在中醫上說，輕揉耳輪的主要功效就是打通腎氣。因為人全身的精氣神都是交給腎臟來保管的，而腎又開竅於耳朵，所以按摩耳朵的時候，既按摩了腎，又等於是把全身上下所有的穴位都按摩了一遍。

操作方式：雙手握空拳，以拇指、食指沿耳輪上下來回按摩一分鐘，直至耳輪充血發熱。

轉動眼睛一分鐘

在轉動眼球的時候，眼球可順時針和逆時針運轉，這樣做能鍛鍊眼肌、提神醒目的作用。要注意的是，每次眼球轉動的時候，都要努力達到自己眼球所能夠到達的極限。這樣做可使眼肌得到充分鍛鍊的同時，還能夠有效改善眼睛部位的營養分配，長時間練習可以使眼睛更加炯炯有神。

叩齒捲舌一分鐘

叩齒，即在床上醒來躺著的時候，先不要起身下床，而是閉著眼睛讓自己的上下牙輕輕咬在一起，然後再打開，再咬，類似於嚼東西的感覺。

輕叩牙齒和捲舌，可使牙根和牙齦活血並健齒。捲舌可使舌活動自如且增加其靈敏度。在叩齒和捲舌的過程中，口中會產生大量的唾液。道家養生功把人的唾液稱之為「瓊漿玉液」，說明其好處多多。唾液中含有多種消化酶，所以此時要把唾液分幾口嚥到肚子裡面去，有利於增加腸胃功能。

伸屈四肢一分鐘

伸屈四肢，是典型的全身運動。在剛剛醒來的時候，人的全身血液其實還處在一個流通相對緩慢的過程中，並不能夠有效的貫通全身，進而會造成起床時的頭暈等症狀。透過伸屈運動，使血液迅速回流到全身，供給心腦系統足夠的氧和血，可防急慢性心、腦血管疾病，增強四肢大小關節的靈活性。

按摩肚臍一分鐘

肚臍是人體中唯一可以用手觸摸，用眼睛看到的穴位，名為神闕。神闕穴是胎兒生前從母體獲取營養的通道，在胚胎發育過程中為腹壁直接相連，藥物易於透過臍部，進入細胞間質，迅速布於血液中，而且它內聯十二經脈、五臟六腑、四肢百骸、五宮、皮肉筋，因而歷來被醫家視為治病要穴。

在按摩肚臍的時候，要用雙手掌心交替輕輕按摩。因肚臍上下是神厥、關元、氣海、丹田、中脘等各穴位所在位置，尤其是神厥能預防和治療中風。輕輕按摩也有提神補氣之功效。

收腹提肛一分鐘

收腹提肛的動作大家都會做，但卻並不是每個人都會有意識的去做，以及明白這個簡單的小動作背後真正的好處。透過反覆的收縮運動，使肛門上提，可增強肛門括約肌收縮力，促使血液循環，預防痔瘡的發生。在收腹提肛的過程中，有的人會產生便意，有的人會因此而產生性感覺，這些都是正常現象。因為這一個小動作，對男性來說有助於保持前列腺技能以及有效控制射精能力，對女性來說也有助於增強陰道肌肉的伸縮力，是提升彼此性能力的絕密手段。

蹬摩腳心一分鐘

蹬摩腳心，故名思議是要以一隻腳的腳跟去按摩另一腳的腳心，而不是用手去操作。具體操作方法為：取仰臥位，以雙足根交替蹬摩腳心，使腳心感到溫熱。蹬摩腳心後可促使全身血液循環，有活經絡、健脾胃、安心神等功效。因為人的足底部位分布有全身各個器官的感應區，早晨起來蹬摩腳心，一則是產生按摩的作用，二則可以喚醒各個器官起床去積極參加新一天的工作中去。

左右翻身一分鐘

醒來之後，先在床上輕輕翻身，作用是活動脊柱大關節和腰部肌肉。此時要注意，翻身動作一定要輕柔緩慢，保持適當的節奏，以免因為一時的疏忽而發生掉落床下的危險。

同樣是不要小看這九分鐘的養生功，雖然每種動作都只有短短的一分鐘，但卻是已經把全身的各個穴位都按摩到了。九分鐘後再穿衣起床，你會感到神清氣爽，全新的一天已經在等著你去迎接了。

每天靜坐十分鐘，解壓解乏身輕鬆

靜坐的好處是十分神祕的，不論是在佛家、道家還是在瑜伽的養生功中，都十分強調靜坐的概念。然而我們在這裡講的靜坐，並不是具有宗教儀式的打坐，也不要求在靜坐的時候默念什麼樣的法訣和口號，只要你能真正做到心無雜念，每天只需要十分鐘的靜坐，就能讓你把一整天的壓力和疲勞全部卸掉，重新恢復健康活力。

靜坐，最強調的是一個「靜」字。在靜坐的時候，要選一個安靜的角落，把電話、電視都關掉，試著讓自己安靜下來，只專注在你的呼吸。慢慢的吸氣，以十至十五秒的時間將氣吸進丹田（小腹下方）。之後再以同樣的速度，慢慢將氣完全吐出。整個的呼吸方式類比於我們在上文提到的腹式呼吸方法。靜坐強調的是要一心一念，盡量排除雜念。並不是所有的人都能在剛開始靜坐的時候就能做到不生雜念的高度，也許你還是偶而會聽到遠處傳來的汽車喇叭聲，但是它並不能干擾你自己的呼吸。實在做不到的話，可以自己默默數秒，隨著 1、2、3……這個過程中一定不要忘記控制自己的呼吸。

等到靜坐較為熟練的時候，或許你會數著數著就忘記了自己究竟數到多少了，這個時候不要著急。你可以從頭再數，甚至順從自己的心意隨便找一個數字開始數起，也可以根本就什麼也都不想，十分鐘的時間很快就過去了。

等到你的十分鐘靜坐完成後，你會感覺如同脫胎換骨。

靜坐的主要作用在於緩解焦慮情緒和精神壓力。而且靜坐可以降低肌肉的緊張度，持續進行可以增進專注力和情緒控制力。又因為靜坐的時候是整個身體都要端正坐直，這也是對呼吸極為有利的一種方式，能夠讓人的整個神經系統都充滿活力，強壯核心和腹部臟器，使人的身體穩定而安寧。

但人們依舊對靜坐存在著一種誤解。其實，靜坐，也是一種運動方式。靜坐運動在鍛鍊身體的同時，還能讓自己的注意力更加集中，內心更加寧靜。這是一種在寧靜中獲得健康的方式。因為區別於普通意義上認為的揮汗如雨的運動，所以靜坐在對運動的要求上也有很大的不同。

靜坐的時候，要在床上或椅子上，可以盤腿而坐，也可以把座椅調到適當高度，臀部貼著椅背；雙腳略前伸，超過膝蓋；手掌心向上，放在大腿上；頭自然正直，忌僵硬；放鬆雙肩，下垂勿聳肩；閉上雙眼，吐出濁氣，合唇，舌抵上顎；慢慢吸氣、吐氣，保持呼吸的細長深遠。

需要注意的幾個方面是：

- 凡在靜坐的時候，必須全身放鬆，絕對不可有緊繃狀態。
- 靜坐時找一個環境清靜、通風良好的房間，但是不能讓風直接吹到身上。
- 靜坐以清晨或臨睡前為宜，靜坐結束後，互搓雙手，使之變熱，按摩面部。

心中有「數」：

當你在不知不覺中進入到了靜的狀態，並在不知不覺中堅持了足夠十分鐘的時間後，你就會發現，其實自己還可以靜坐更長的時間。所以每個人在靜坐中所能夠體會到的妙處不言而喻，其對身體各器官的好處也只有在真正入靜之後才能體會得到。

第三章　經絡這樣使用最有效——「數」說經絡中的養生智慧

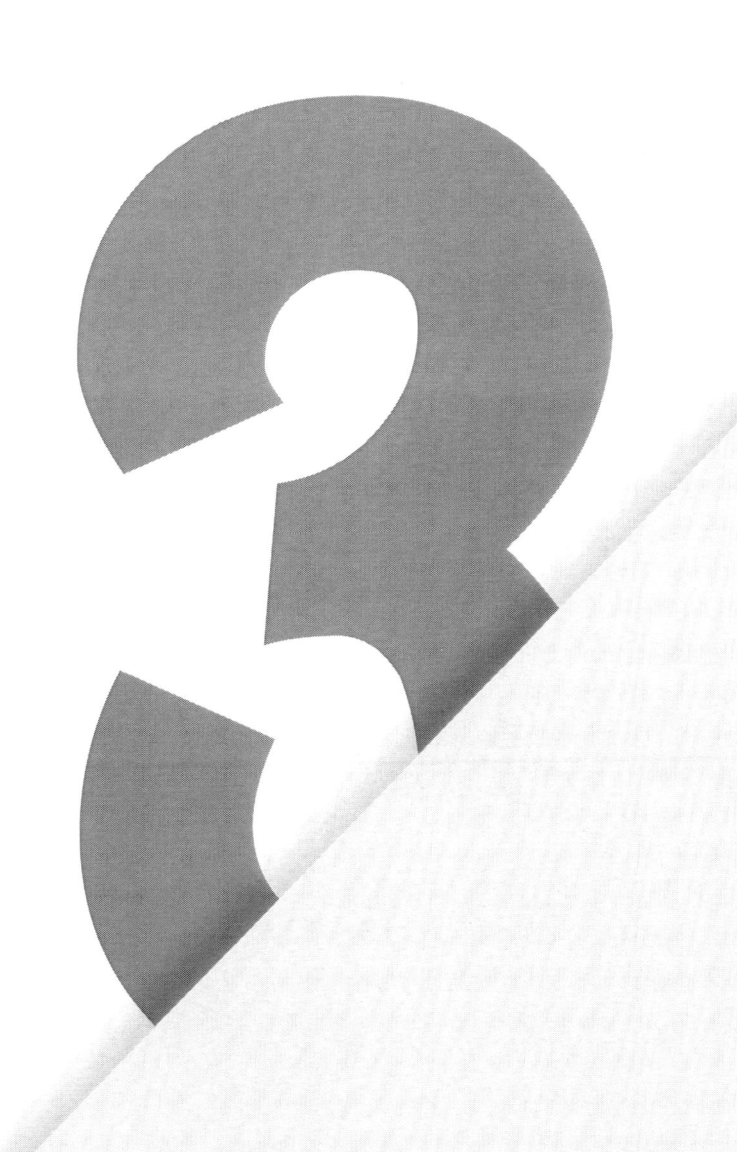

子時（晚上十一點到次日一點）膽經當令

很多人都有熬夜的習慣，這和大都市中越來越繁華的夜生活密切相關。但做一隻夜貓子並不是一件好事情，因為每到子時，即夜晚十一點的時候，你越是情緒激昂的在外活動，就越把自己的身體一步步推向崩潰的邊緣。

《黃帝內經》中寫道，子時務必睡覺，熬夜有傷身體。子時是指晚上十一點到次日凌晨一點，這個時候是膽經當令。「當令」就是當班的意思。

膽經，是順從著人的外眼角，然後沿著人的頭部兩側一直延伸到腳的四肢的一條經脈。《黃帝內經》裡有一句話叫做「凡十一臟皆取於膽」。中醫裡常有五臟六腑之說，加起來一共有十一個臟器，包括心、肝、脾、肺、腎、膽、胃、小腸、大腸、膀胱、胸腔以及腹腔。這句話說的意思是，因為臟器活力的大小都取決於膽的作用，取決於膽氣的生發，如果膽氣能夠生發出來，那麼人身體中的整個氣血運行都會變得通暢起來。

想要儲存膽氣，就必須在子時把睡眠養好了，這對接下來的一天至關重要。

子時，是陰氣散盡、陽氣要生發的時候。我們在生活中常遇到的一個怪現象是，往往在九點、十點的時候還昏昏欲睡，可是一過了十一點就一點睡意都沒有了。這就是因為我們的身體已經進入了陽氣漸生的時候，所以才會顯得更有精神。

但這時絕不能把剛剛進入生發狀態的陽氣消耗掉，否則就成了揠苗助長了。此時最重要的就是睡覺，透過睡眠修養的方式蓄養陽氣。

中醫裡講究精、氣、神三者，所謂氣血貫通，必定要透過經脈運行，膽經就是在子時開始進行了自己的「值班期」。

此時是陽氣的生發之時，它關係到新一天的生命力。以《黃帝內經》中的理論來看，要想留住這些陽氣，就必須懂得養護膽經，而要養護膽經，就必須在子時上床睡覺。

而膽經還存在另外一個要點。膽，是主決斷的。當我們在遇到某些難以決斷的事情時，總是會不經意用手去抓自己的頭。這並不是無所謂的動作，而是我們的身體透過在抓這一動作的時候刺激膽氣的生發，你抓頭的位置正好是兩側膽經的彙集之處。

有人也會提出擔心，如果自己的膽囊已經被摘除了，還會不會影響到膽經當令時的身體狀況，答案是否定的。即便膽囊已經被完全摘除，也不會影響到膽氣的生發，人體所需要的陽氣並不會因此而減少絲毫。

> 心中有「數」：
> 只要你能夠在晚上十一點之前上床睡覺，就一定能保證身體中的陽氣得到充足的蓄養，進而還給第二天一個更加陽光燦爛的生活。

丑時（一點到三點）肝經當令

西醫認為，肝臟是我們身體中過濾毒素的一個器官，中醫則認為肝臟主要的功能就是藏血，是調控氣血的一個閥門。《黃帝內經》中說：「肝屬木，木氣沖和條理通達，不至遏鬱，則血脈通暢。」當肝臟這個閥門出現異常的時候，就會導致整個身體中的氣血和津液的運行出現障礙。

子時過後進入丑時，便是凌晨的一點至三點的時段，這是肝經當令的時候。

肝在我們的身體中所產生的作用十分重大。在丑時閉上眼睛睡覺，等於是把肝氣的閥門關好了，讓肝臟也進入一個休息期，減少自身的消耗，從而達到養肝的效果。

而我們平時躺在床上睡覺的時候，不論你有沒有睡著，一般都會不自覺把眼睛閉起來。這是因為，眼睛是一扇窗戶，是肝臟的外表。我們平時在用眼的過程，實際上是在不斷消耗肝氣的過程。當眼睛不好的時候，多半的問題是出現在肝臟上，因為眼睛是肝氣的一個外在反應。所以更要強調透過睡覺來修養肝臟的重要性。

而人在凌晨一點至三點的時候，往往是進入深層睡眠的最佳時段，也是休養肝臟的最好時機。

那麼，肝臟的運行又會給我們的身體帶來哪些外在的表現呢？

中醫認為，丑時是肝經當令。中醫的氣血運行理論認為左肝右肺，即指肝氣主要運行在身體的左半邊，而肺氣主要運行在身體的右半邊，並不是指西醫解剖學中肝和肺的位置。試想，我們平時遇到令人不悅的事情而大動肝火的時候，往往是左邊會隱隱作痛，這就是肝氣上升的一種表現。而且我們在生氣的時候也總是吃不下飯，用道家無形的理論來推演，肝屬木，我們吃的五穀雜糧卻是土生的，因為木剋土，所以肝木會剋脾土。當生氣時，肝氣上升，身體中木的成分也就多了起來，因而克制住屬土的脾胃，在吃飯的時候就沒有一點胃口了。

這個時候，人身體中的氣全都憋在膻中穴了。生氣對健康的影響，並不是簡單的吃不下飯、胸口發悶，更重要的是對肝臟的損傷。嚴重者，還會因為大怒而導致肝氣上逆，血隨氣而上溢，常會出現面紅耳赤、氣逆、頭痛、眩暈等症狀，至於吐血和暈厥猝死等現象也並不是沒有。所以，欲養護肝臟，首要做到的一點就是遇事不急不躁，永遠都保持一種平和的處事態度。

這裡有一個測試自己的肝臟是否足夠優秀的方法：透過握力來進行測量。手的握力好不好，實際上就是肝氣足不足的表現。很多長壽的老人，握力都會比較好。這就代表他們體內的肝氣是比較充足的。尤其是剛出生的小孩子，他們的手都是握得緊緊的，這就說明小孩子的肝氣是非常健壯的。我們平時多練一練自己的握力，對提升肝氣也是相當有幫助的。

當肝氣充盈起來後，由肝主宰的筋也就會相對活絡起來。肝血如果充足，我們的筋就會比較硬，它的彈性就會非常好；如果肝血不足，人體就會出現很大的問題，比如說腰背痛、腿抽筋，這些問題其實在很大程度上，都跟肝血不能榮筋有關係，就是與不能滋潤這個經脈有關係。也就是說，肝氣足關係到的不僅僅是身體健康的問題，更是養生長壽的大話題。

但如今人們的學習、工作和生活壓力都很大，有時候不得不熬夜完成當天的任務，這就造成在膽氣還沒有調節好的同時，又造成肝血沒有辦法儲存。長此下去，必定會對身體造成很大的傷害。

心中有「數」：

肝在中醫當中，被比喻為將軍之官，實際上就是要說明肝主謀略。過分熬夜工作，必定會將好不容易聚集起來的肝氣耗散掉，不但效率不高，還會因此大傷身體，是最得不償失的。

寅時（三點到五點）肺經當令

在中醫認為，肺經的職能像「相傅之官」，「相」是皇帝的宰相，「傅」是師傅，即帝王的老師。再結合起人體的概念來講就是：每到寅時，人體的氣血開始重新分配，心需要多少，腎需要多少……這個氣血分配的過程是由肺經來完成的。

「寅時」，即凌晨三點至清晨五點，肺經值班。此時，五臟六腑就相當於司職各個功能的大臣，肺經需要做的工作就是如同宰相一般，透過不同職能的分配來讓身體得以正常運行。

《黃帝內經》中有一個經脈篇，就是以肺經來開頭的，可見肺經對人體的重要性。而寅時是人體睡得最熟的一段時間，這個時候也是人體由靜向動轉化的過程，即熱量重新分配的過程，所以一定要透過深度睡眠才能完成這項工作。因為只有在深度睡眠的狀態下，身體的各個器官才能處於相對平靜的狀態，不會因為某一個器官的過度活躍而造成營養分配不均的現象。

因此，每天的寅時，即三至五點的這個時段，從睡夢中驚醒過來是很危險的。而老人們總是習慣性的早醒，這是因為人在上了年紀之後，身體的整體功能都已經趨於下降，自然也就沒有多餘的精力可以用來收斂並進行重新分配。但正常人在這個時段早醒的話，如果出現諸如大汗淋漓等特殊的現象，說明肺經的功能已經開始急劇衰退。

而有許多心臟病患者多在這一個時段去世，這也和肺經運行有密切關係。肺經運行的時候，是把身體內的氣血進行重新分配。當心臟出現問題時，分配給心臟器官的血液不夠，因此也就容易出現心肌梗塞。所以在日常的生活中，如果家中有患有心臟病的人，早上起床的時候一定要慢慢而行，並且盡量不早起去做任何身體鍛鍊。這是因為，經過一整夜的調整，身體中的陽氣和氣血剛剛得到了比較均衡的分配，這個時候的鍛鍊只會讓某一部位的氣血消耗掉，反而不利於身體健康。如果氣血啟動不當，也很容易造成猝死的情況出現。

其實寅時一過，人們也就會自然的從熟睡狀態逐漸轉向淺層睡眠，並為即將醒來起床做好準備。所以說，寅時是睡眠由深轉淺的一個時段，即陰轉成陽的時間。人體此時也進入陽氣漸盛的階段。此時肝臟把血液推陳出新之後，將新鮮血液供給肺，透過肺送往全身。這個時間也是人從靜轉變為動的開始。若是在這個時候熬夜或者早醒，就會因與身體的氣血運行相違背，而有一種度日如年、特別難熬的感覺。

而喜歡熬夜的人要注意，在這個時段繼續熬夜，對身體的損害是最大的。同時，寅時經常醒來也可能是身體欠佳的警示。

但偶爾在寅時睡不著覺也不要過於緊張，更不要因此而產生煩躁的情緒；相反，越是被此種情緒占據了上風，就越難以進入到正常的睡眠狀態。若是實在睡不著的話，不妨披衣靜坐，做幾個練氣的動作。

心中有「數」：

道家認為：「天開於子，地闢於丑，人生於寅。」寅時乃肺經當令，肺朝百脈，主一身之氣，所以寅時睡不著，可以練練氣，堅持一段時間後，就會有一個良好的睡眠。

卯時（五點到七點）大腸經當令

很多人在早上起床後的第一件事情就是到廁所大便，其實這是證明你的身體處在最正常狀態的標誌。因為在卯時，每天的五點至七點，是大腸經當令，它的功能就是排除已經在體內住了一天一宿的東西，清空腸道，為新的一天的營養攝取騰出地方來。

每天排便，是身體健康的標誌。大便裡含有的毒素占我們人體所有毒素的 50%，不及時排除的話就會出大問題。但由於飲食習慣的改變，便祕困擾著越來越多的人。卯時大腸經當令，它的功能便是剔除糟粕，及時將人體內的垃圾清理出體外。每天按時排便，就可以減輕大腸經的負擔，達到潤腸排毒的養生效果。

而治療便祕，關鍵還是在於要調理腸胃功能，使腸道自己來解決問題、自己來治病。而不是透過瀉藥和灌腸等各種方法達到目的。調理腸胃最好的辦法是按摩天樞穴。天樞穴是全身腑臟勁氣的彙集之處，位置在肚臍旁兩寸的位置。常按摩此穴位，可以產生升清降濁的作用。按摩的時候要採取仰臥，將自己的食指、中指和無名指併攏在一起慢慢向下壓，力道可以由輕漸重，持續兩分鐘後再將手指慢慢抬起。此時要注意手指盡量不離開皮膚表面，稍待停留後再重複動作。兩個天樞穴的位置都要按摩到，持續一週左右的時間，就能感到了通便時的變化了。

也有人為了健康，主動要養成在早晨起床排便的習慣。其實這個習慣是根本就不用去養的，只要身體健康，早晨在卯時排便完全是一種自然規律。古語把早晨叫做是天門開，一方面是指這一時段裡天逐漸亮了，另一方面也是和人體排便現象聯繫在一起了。

然而現如今的人們一旦遇到早晨排便不通暢的時候，首先想到的就是排毒，這並不是一個十分正確的想法。便祕的真正危險並不是腸道以及由此造成的皮膚暗淡等表象，而是一旦下半身用力卻沒有排便，很有可能造成肺氣空虛，進而造成潛在心臟病的發生。所以在中醫問診的時候，總是要強調「二便」，實際上除了問大便之外，還是在問心肺的功能。肺將充足的新鮮血液布滿全身，緊接著促進大腸經進入興奮狀態，完成吸收食物中的水分與營養，然後排出渣滓的過程。有一個與這個時辰相關的病症叫「五更瀉」，就是到這點必須拉去，必須排去，甚至不由人的自我控制，這也是一種病態，是需要進行調理治療的。

而大腸不只是和排便有關係。中醫認為，腸和肺是具有表裡關係的，肺為裡，腸便為表。尤其是在排便的時候，若遇到不通暢的時候，人們大多都會憋住一口氣來用力排便。實際上，在診治這類的疾病的時候，一方面要針對腸道下工夫，另一方面還要針對肺來做輔助治療。因為在這個過程中，還有肺氣的問題。一旦肺氣通暢了，就可以很自然、很順暢排便。

所以卯時的大腸經當令，也和前一個時辰肺經當令是密不可分的。

心中有「數」：

透過十二時辰以及經絡來解讀養生智慧，就需要把一整天都看成是一個整體，每個時辰並不是相互孤立的，而是有機的串聯在一起。所以在卯時調養大腸經的同時，同樣也是要和肺經聯繫在一起的，更要牽涉到下一階段的胃經，才能使得大腸經好好運行。

辰時（七點到九點）胃經當令

民間有句俗話說：「早飯要吃得像皇帝。」正是因為此時胃經當令，胃部完全可以消化一頓豐盛的早餐。而且此時也是起床準備工作的時候，充足的早餐供養可以使身體的陽氣被充分激發出來，快速補充人體熱量，為一上午的工作做好準備。

每天的辰時，即上午七點至九點左右的時間，是胃經當令。胃經，自然和人體的消化系統密切相關。這時是用餐的最好時候。而且，由於此時胃部活動量比較大，進食的早餐能夠被很快消化掉，所以也根本不用擔心飯後就進行工作而引起腦部供血不足的現象出現。

上午七點至九點之間，實際上是人體的重新再分配。這時候吃早飯，就是要補充營養。很多上班族因為早晨忙於趕車而忽略了吃早飯的重要性，但人們也都對這樣的情況深有體會：假如你當天沒有吃早飯，到了九點、十點的時候就會出現頭暈，長期下去對人體的損傷是非常大的。

早飯吃多了是不會發胖的。因為有脾經和胃經在及時幫助消化，所以早飯一定要吃多、吃好。所以即便是在節食和減肥的女性朋友，同樣也是不能夠忽視早飯的這個環節。按照天地自然的規律去吃飯、去睡覺就不會生病。很多人把晚飯當成正餐，中午飯和早飯都忽略掉是不正確的，一定要吃早飯。

要注意的是，早餐是一天之中最重要的一頓飯，所以要保證各種營養均衡。尤其是要有動物蛋白，而不是簡單的吃一些鹹菜、白粥來應付。此時，簡單的肉類和蛋都是很好的選擇。

中醫說：「胃為倉廩之官，為水穀之海。」意思是說，人的胃像糧倉的管理員，負責食物水穀分類，將吃下去的東西變成精華，人才有生機。胃主血，主燥，主運化。胃經出現病症會哆嗦（顫抖）、打哈欠、口歪、上牙痛、膝關節痛、咽喉痛、水腫。

胃經是人體很長的一條經脈。有過胃痛經驗的人知道一旦自己的胃鬧起脾氣來，全身上下都不舒服，這就是這條長長的胃經在作怪。其實，從臉上長青春痘，到膝蓋疼，都屬於胃經控制的範疇。這是因為在飲食上沒有多加注意，非冷即熱，結果卻傷了自己的胃氣。正因為此，我們才更要注重養胃。

治療胃部疾病要多注意身體上的兩個穴位：

- 足三里：膝蓋外側從中心點往下三寸，小腿外側脛骨前緣一橫指。是公認長壽穴，強胃穴。
- 天樞；腹中距臍中心兩寸處。是腸胃病的剋星。

但胃部疾病是需要進行調養的，而不是單純治療。又因為胃本身就是消化器官，所以在飲食調養上必須下一番工夫才行。

胃經走的是乳房的正面，所以要養胃，喝牛奶是一個很不錯的選擇。小孩在哺乳期的時候，也強調用母乳餵養，是一樣的道理。但牛奶並不能和人奶的營養素相比，甚至還會因為使用抗生素而造成更大的飲食問題，所以在養胃時，一般都會喝小米粥。

所以追根究柢，辰時胃經當令的時候，最講究的只有一個字，那就是「吃」。

> 心中有「數」：
>
> 辰時對應的生肖是龍，是集中各個動物的優勢而成的，這就是告訴你吃飯可以讓你變成像龍一樣的，就可以有各式各樣的能量。能吃，才能更健康。

巳時（九點到十一點）脾經當令

經過了一整夜的修養調整，又補充了足夠的早餐營養，到了巳時，即上午九點至十一點的時候，便進入了工作和學習的第一個黃金時間。

巳時，是脾經當令。脾臟，在人體中也是一個幫助消化和吸收營養、排泄的器官，是處在總調度的位置。當用完早餐之後，大腦因為得到了足夠的營養補充而處在一天之中最為活躍的狀態中，所以此時是工作和學習的最好時間。這也是現在大多數的企業和公司都把上班時間定在九點的原因所在。巳時，是人在一天中的第一個黃金時段，上班工作效率最高，上學學習記憶最快，老人此時出來鍛鍊也能收到更好的效果。但這一切都有一個前提是，必須吃好早飯，以保證脾臟能夠吸收到足夠的營養來應對大量的工作消耗。

《素問．靈蘭祕典論》說：「脾胃者，倉廩之官。」金元時代著名醫家李東垣在其《脾胃論》中指出：「內傷脾胃，百病由生。」可見脾胃不分家，養好脾的同時也要養好胃。這也是在胃經當令之後換作脾經輪值的原因所在。

脾為後天之本、氣血生化之源。所以在養脾的時候，離不開胃；在養胃的時候，同樣也離不開脾。尤其在我們離開母體後，身體所需要的所有營養物質都從胃中攝取，進而經由脾臟進行更深層次的營養消化吸收。因此，如不重視後天脾胃的調養，久之就會多病減壽。

脾臟不好的人，在面色上能很容易看出來。《靈樞·五閱五使》說：「口唇者，脾之官也。」《素問·金匱真言論》指出：「中央黃色，入通於脾，開竅於口。」也就是說，脾的所有問題，都表現在我們的口唇上。更深一步說，我們平常在吃飯的時候胃口好不好，直接決定了脾臟器官是否健康。如果在吃東西的時候，感覺出現了食慾減退或者口淡無味等現象，這就要考慮到是不是脾臟需要進行適當的調養了。而有些小孩子晚上睡覺的時候總是流口水，這就是脾胃虛弱的表現。而脾臟也主思慮，如果過度，也同樣會傷脾，進而引起食慾不振，這樣的例子不勝枚舉。相反，脾的功能好的人，消化吸收好，血的品質好，嘴唇紅潤。

既然脾臟是諫議之官，就一定會擔負起它所應該負有的責任。脾是服務於心肺的，並且脾主一身之肌肉，主統血，在五臟組成的大家庭中，脾臟的功能除了服務之外，就是查找出各處的問題進而及時上報，否則整個身體的功能就會逐漸走向癱瘓，出現如萎症，生症肌無力等症狀。

保養脾臟，在人體上也有專門的穴道：

- 公孫：在足內側緣，第一趾骨基底的前下方是治療婦科諸症的要穴和健脾穴。
- 二陰交：腳內踝尖上三寸，是肝、脾、腎的三條陰經交會的穴位，也是生 殖方面專穴，補陰效果最好。

養脾的最好時間便是中醫上講的長夏，即每年農曆六月、國曆七至八月的時間。因為脾臟性偏溼，屬土，長夏在一年四季中也是屬土，並且是雨季，二者的契合使得於此時養脾最佳。夏時期應多吃一些健脾的食物，肉類食品是首選，此外，還可吃一些白朮、山藥、白扁豆以健運脾氣。多吃一些豆類，如綠豆、白扁豆、四季豆、赤小豆、豌豆、黑豆、荷蘭豆等，可與米飯一起烹煮，都有利健脾益氣。

而長夏屬溼，勿忘健脾還要燥溼長夏天氣多陰雨綿綿，潮溼，溼氣通於脾，易出現脾虛。此時，脾氣不足的人可以趁勢補脾。

> 心中有「數」：
>
> 古今許多養生家都提倡飯後散步緩行，以助脾胃消化功能，這的確是「以動助脾」的養護後天之道。這一點可以適量而行，切記要在飯後休息半小時後再進行運動。

午時（十一點到下午一點）心經當令

心的神明為神，腎的神明為志。心和腎相交的能力越強，人就越顯得精神。尤其是在正午時分，人體內的陽氣最盛，心火也最大，若是能夠把腎水調上來，把心水壓下去，就是懂得利用天機的運行來獲取對自己身體有益的能量。

到了午時，即中午的十一點至下午一點的時間，是心經當令。午時和子時是正好相對而言的，此時是陽衰陰升的時刻，午時一過，人體內的陽氣就開始逐漸走向衰落，陰氣則漸漸開始上升。因此，此時也是陰陽交替的時辰，和子時一樣，若是能在午時小睡片刻是極為有利的。因為人只有處於休息的狀態，才不會因為各種煩雜的事務而干擾了體內陰陽的變化。

不只是古人，凡是注重修養養生功的人，都會在子午時休息，這叫「子午覺」。這是因為，我們體內心屬火，是陽，腎屬水，是陰，此時休息可以促進陰陽相交，心腎調和，水火相容，這是最平衡最健康的生活方式了。

睡覺，是心腎相交的最好方法。有的人在入眠的狀態下容易做夢，即便是午睡時分也總是恍恍惚惚進入不了深層睡眠，這就是心腎相交不調和的結果。但因為午時正處於一天中的中間段，下午還有其他事情要做，不可能如同晚上一般休息，所以一般情況下都只是要求在中午時分稍事休息就可以。即便睡不著，躺在床上閉上眼睛養神休息也是有好處的。

這是在心經當令的時候第一要義，即休息。這就是中醫講的「子時大睡，午時小憩。」

在身體的陽氣中，心火是陽氣中的陽氣。如果心火過旺，通常我們見到的最常犯的毛病就是口腔潰瘍、煩躁、失眠等。最簡單的調理方法還是睡眠。每天中午堅持休息半小時左右的時間，心火自然也就慢慢調息下去了。午睡既可養陰又能養血，陰血養好了，心火血熱就會不戰而敗。尤其是在夏天的時候，更要注意這一方面。

但午睡也是大有講究的。

- 午睡的時間最好是正在午時，即十一點至下午一點之間，睡眠時間以十五分鐘到一個小時為宜。最好是躺在床上休息，上班族和學生習慣性的趴在桌子上睡覺是極不正確的。夏天睡午覺時也要注意保護好肚子。
- 無法入睡時，可以稍微「閉目養神」。「養神」其實就是在養心，是在讓自己的身心安靜下來，全身放鬆，停止各種思維活動，意守頭頂的百會或臍下的丹田，這樣靜坐十分鐘以上，才能收到養心、養神的效果。
- 睡醒後不要立即活動，和早上起床一樣，最好是先緩上個四五分鐘，讓身體的氣血和意識先恢復「活動」後再活動。

除了午睡之外，還可以調理和心經有關的手少陰和神門穴兩個穴位：

- 手少陰從心臟出發，往上走，透過肩膀順著胳膊一直到達手小指的指甲旁。心經是調理心臟氣血，改善心臟功能的「第一要道」、最佳捷徑。
- 神門穴，相當於一個調節心神的「按鈕」。（神門穴在我們兩手的手腕部，腕部內側橫紋下方。）

中醫認為在五臟中，心為「君主之官」，它的重要意義就如同它的名字一樣，是主管全身各個器官的。心臟的在我們身體中的重要性不言而喻，養生必要先學會養心。

心中有「數」：

心經當令，氣血也最旺盛。心經幫助我們的身體調理和改善心臟功能的最佳幫手。當心臟健康的時候，就一定不會出現心腦血管方面的疾病。所以在午時來解決有關於「心」這一方面的疾病，可以產生事半功倍的效果。

未時（下午一點到十三點）小腸經當令

小腸的作用是將午飯時送進體內的營養進行區分，將液體部分送進膀胱，而將糟粕送進大腸，最後析出來的營養元素輸送到脾臟，來對人體進行重新分配。

下午未時，即至下午一點至三點的時間，是小腸經當令。所以我們一般要求午餐一定要在下午一點之前吃飯，只有如此才更有利於營養在體內的運行，也能好好吸收。

中醫裡說小腸是「受盛之官，化物出焉。」這句話的意思是說，小腸其實只是一個過濾的器官，我們身體吸收到的所有物質小腸都不會留出一部分來給自己，而是透過自己的功能轉而輸送到其他器官去。小腸的功能就是先吸收被脾胃腐熟後的食物的精華，然後再把它分配給各個臟器。正因為小腸的這一特殊功能，才會對中午時攝取到體內的營養更要多幾分強調。

我們午飯要吃好，並不是指要吃大魚大肉，而是要在營養和口味上都要做到一份調和，不但好下嚥，還要好吸收。只有如此，才能在小腸經當令的時段裡好好的吸收掉。所以午飯的時候，既要吃好又要吃飽，在數量上可以比早餐多一些，品質上也能有所下降。只有午飯吃好吃飽，小腸才有東西可吸收，處於最佳運行時機的小腸經才能得到足夠的氣血補充，從而發揮更好的作用。

按照中醫的經絡氣血循行理論，未時的這段時間中，小腸經的氣血最為充足。而小腸經行走的路線是沿著手臂經過肩膀，交會於督脈的大椎穴，主線繼續往下走，而支脈則沿著脖頸，往上到達面部。因為有很多氣血透過小腸經流過，一旦遇到阻礙就會停滯不前，進而引起這一個部位的痠痛。此時，應該做的是打開小腸經的「閥門開關」 —— 後溪穴。

後溪穴的功用就是舒筋活絡。後溪穴位於我們手掌上小指根部和手掌中的感情線相交的地方。按摩的時候可以將感情線對準桌沿，然後手掌立起，以手為刀，做切菜狀。或者在桌沿的位置來回摩擦後溪穴，及至感覺到痠痛或微微發熱即可。這種方法對輔助治療上班族在電腦前久坐而引起的頸椎和肩周方面的疾病都有很好的療效，對中老年人的腰痠背痛、胳膊僵硬等都有很好的調理效果。它甚至還是老年人的「養命丹」，一旦打通了後溪穴，就能使得整個小腸經中的氣血暢通，有效改善老年人消化功能和吸收功能差的問題。

而刺激小腸經上的養老穴，同樣也可以改善和調理小腸的功能，促進老年人對飲食中營養物質的消化吸收，增加身體的氣血供應。養老穴在手腕的背面，就在手腕背部凸出來的那一塊骨頭內側的凹陷部位。每天一到兩次，每次穴位三分鐘，用手指按揉它就可以。

只要透過這幾個簡單的小方法，就能夠保證在未時讓小腸經能夠充分活動，在調治小腸的同時，更對整個身體的健康做出了調養。

心中有「數」：

古代有一種說法，羊在日昳之時吃草。這裡說的「日昳」，是指太陽開始從正天空跌落的時刻，即過了正午而逐漸落山的時辰，正好是未時。因為日昳之時是由小腸經「當班」的未時，而小腸是管消化吸收、泌別清濁的，羊此時吃草，消化吸收好，新陳代謝好，羊就長得好，長得壯。有句成語叫「羊腸小徑」，這裡說的「腸」，也正是小腸，由此也更能夠明白小腸的功能和重要性。

申時（下午三點到五點）膀胱經當令

膀胱經從足後跟沿著後小腿、後脊柱正中間的兩旁，一直上到腦部，是一條大的經脈。因為它行經過的部位存在著人體的重要器官，所以膀胱經的重要性同樣不言而喻。有些老年人總是說自己小腿疼，這就是膀胱經出現了問題。

下午三點至五點，屬於申時，這是膀胱經當令的時節。

膀胱經起於目內眥睛明穴，然後經過頭部沿著後背一直到小趾。在中醫裡習慣把膀胱經稱之為足太陽。正因為膀胱經是經行腦部的經絡，所以只要其一直出現健康活躍的狀態，腦部供血的量就比較充足，學習效率也就相對要高出許多。在下午的這一時段，往往已經不適合再去學習新的東西。相反，此時若是能夠把早晨學到的新東西再溫習一遍，可以強化該知識在腦海中的印象。古語說：「朝而授業，夕而習複。」下午臨放學時都是安排學生自習來鞏固一天中學到的新知識，正是出於這樣的道理。

經絡出現問題，在我們的身體上最直接表現就是出現疼痛的症狀。但不同位置疼痛，則要歸結於不同的經絡。如頭部兩邊疼，可能是膽經出現問題；若是偏頭疼，左主肝又主肺，這是這兩條經絡在鬧情緒；前額疼的時候是胃經有問題。若是後腦部位有不舒適的感覺，則一定是膀胱經的管轄範圍了。這就是中醫講的「通則不痛，痛則不通。」

在後腦勺部位出現疼痛的症狀，以及記憶力衰退等現象，都和膀胱經之間有著密不可分的關係。這是因為，一旦膀胱經出現問題，人體的陽氣就無法順著整條經絡輸送上去，因此就容易出現記憶力衰退的現象。如果再伴犯睏等現象，就基本可以斷定是陽虛症狀了。

而我們對於膀胱經最基本的認識則要起源於膀胱這一個身體器官。膀胱經氣足的時候，人的小便是很通常的。因為膀胱經和腎是相為表裡的，一旦撒尿時出現難題，西醫上可能要治腎，但在中醫上卻是要疏通膀胱經。

我們看有一些老人和小孩子在撒完尿之後習慣性的打冷顫。打冷顫，是因為在撒尿的時候人體的氣血順著膀胱經外泄，從而導致了上部供養不足。小孩子出現這個問題，是因為他們的腎氣和腎精都還沒有形成，無法調用出來彌補身體的虧損。老人出現這個問題，則是因為身體依舊處於虧空的狀態了，調無可調。

此病的調理方法也很簡單。在撒尿的時候，要閉嘴不說話，否則就容易導致氣泄。同時，要咬住自己的後排牙齒。因為腎主骨，牙齒是腎精的外現，是收斂氣最足的。我們的牙齒好不好，也是腎好不好的直接表現。但咬的時候要保持如同嚼有一個東西的感覺，是似咬似不咬的狀態。就是要「腎齒兩枚如咬物」。「如咬物」就是好像咬住東西一樣，實際上就是保持氣內收的一個狀態，收斂住自己的腎氣，讓它不外泄。

有很多人會經常覺得自己口乾舌燥，這其實也是膀胱經出現了問題。這是因為膀胱經無法把腎水調用上來，才會出現口中無法生出津液的現象。這個時候，越盲目補腎，就越容易產生相反的效果。其實，只要把膀胱經疏通了，即便腎水再少，也是能夠抽調上來的。

膀胱經重在疏通。所以我們也強調，身體出現問題時，往往最先表現在我們日常不會注意到的一些小細節上。用砭石順著膀胱經進行按摩敲打，有調節五臟氣機、益氣生血的作用。因為在膀胱經上分布著肺俞、心俞、肝俞、脾俞、腎俞這五個重要的俞穴。工作勞累、氣血消耗過度導致睡眠不好的人，試著敲打一下膀胱經，對整個身體都有很好的調理作用。

心中有「數」：

敲擊膀胱經所使用的工具也可以換做醫用聽診錘、長柄橡膠榔頭等，並不局限於什麼工具。只要能充分發揮大眾的智慧，養生就不是難題。

酉時（下午五點到七點）腎經當令

酉時，是下午五點至七點，這個時辰是腎經值班。在傳統醫學中，腎一直占據著一個特殊的地位。在五臟中，腎的重要性居於首位。因為腎儲存的是人體的元氣，是一切身體機能活動的起點。

現在很多藥品廣告都一直在宣傳補腎的重要性，以至於誤導了許多人。那麼，究竟腎是不是該補，又應該怎麼補呢？如何判斷一個人的腎是不是夠好呢？除了因為腎的問題而在身體上表現出來的各式各樣的毛病外，如果一個男士在坐著的時候不斷抖動自己的腿，那就說明他的腎精肯定不足。

腎主藏精。這個「精」，並不等同於男性的精液，而是指供養整個生命機能的一種元氣。腎是具有收斂功能的，它所藏有的精華一般只供養於在緊急情況使用。中醫講：「腎，技巧出焉。」就是說腎有很大的創造力。這一點最直接的表現就是男女透過精子和卵子的結合而生育後代。一旦腎出現問題，也就是其中蘊藏的人體精華既不能儲存也無法外調使用，必然會阻礙正常的生理機能，想要生兒育女也將是個大問題。

古書上說：「腎藏志。」腎臟也常常和我們自己的志向掛鉤。都說人在年少的時候是志向遠大，及至老了就喜歡把自己隱藏起來，這是和腎密切相關。老人精不足，所以志向才不會高遠。

所以說，腎是最應該得到補的一個臟器。在酉時，即下午五點到七點的這個時段中，是不能隨便亂吃東西的。所以我們也常說的一句話是，晚飯要吃少，大魚大肉並不是最好的選擇。老母雞湯是最補的，酉時又屬雞，此時喝一碗雞湯，是最佳的晚餐選擇之一。

人人活一口氣，說的就是腎臟主藏的「元氣」。能夠啟動元氣的東西也很簡單，就是我們每天做飯都少不了的鹽。大多數人吃飯以鹹味為主。鹽是一種口味發鹹的礦物質，是最能入神的。因為元氣是要藏起來，所以我們在做飯的時候，一般主張鹽要少放，適量即可。這是因為腎精一遇到鹽，就會被激發啟動起來，口味過重的話極容易造成腎虛。飲食清淡就是少調元氣的意思。

我們在上面提到，如果一個人的腿總是抖個不停，這就是腎出現了問題，是腎精不足。腎精不足，由此膀胱經能夠啟動的東西也就不夠，就更加容易導致出現神志迷糊等現象，由此哪裡還能夠產生遠大的理想，做事成功的機率也就小很多了。

其實，我們的人體不需要任何外界的壓力就能夠實現自保，也就是自我保護功能。當它感覺有問題的時候，就會以各式各樣的方式通知我們。由腎的問題而引發出來的各式各樣的疾病也是同樣的道理。

如果在下午五點到七點的時候發低燒，這就是身體不好的一個表現。懂一些醫學常識的人，都知道，高燒好治，發高燒是身體的自我免疫機能在和病毒做抗爭，是在努力把邪氣從身體中驅逐出去。但發低燒就不好治了，西醫認為這是人體免疫力整體下降的標誌。尤其是在酉時發燒，很明顯就是傷到了腎氣。這類事情最容易發生在兩類人的身上，一是正處在青春期的孩子，尤其是男孩子。另一類便是新婚夫婦。

傷腎氣的現象多是身體中的精不夠。以上說的這兩類人，一是開始出現自慰的現象而導致腎精不足，另一是因為新婚而出現縱欲過度。二者的表現多以臉色發白、記憶力減退等現象為表現。

小孩子容易發高燒，這實際上是它的正氣把邪氣趕出去。發低燒在西醫來說也是免疫力整體下降的一個標誌，酉時發低燒是明顯腎氣傷了。這種事情容易發生在兩類人身上，一類是青春期的小孩子，為人父母要經常觀察自己的小孩，尤其是男孩子，當他的青春期過後，出現手淫的問題時，就會出現這種毛病，過度手淫就會臉色發白，身體老是處在不舒服的狀態。

心中有「數」：

但我們並不建議根據自己的身體表現，自己判斷出腎虛的症狀進而進行盲目補腎。腎虛分為腎陰虛和腎陽虛兩種不同的情況，其表現和補充方法也不盡相同。平時吃飯可以吃一些對腎有益處的食品，如鱸魚、海馬、長豆、芝麻等。因為腎屬水，水為黑色，多吃一些黑色的食物，對養腎也是大有好處的。

戌時（晚上七點到九點）心包經當令

中醫裡有一個概念叫「心澹澹大動」，就是人能夠感受到自己的心臟一直在「撲通、撲通」跳動，就像是剛剛經歷了一場長跑一樣。這就證明是心包經出現了問題。

通常情況下，晚上的七點至九點，即戌時，是剛剛吃過晚飯的休息時間，是最適合出門散散步以緩解一整天的疲勞的。此時，是心包經當令的時候。西醫並沒有心包經的概念。中醫講：「心臟是君主之官」是整個身體的主人，是不能受到任何外部邪氣侵襲的。當心臟有任何不適的表現時，都是透過心包經傳遞出來。

心包經是從心臟的周邊開始形成的，然後途徑腋下三寸，再順著腋下一直沿著我們手前臂的中線，經過我們的勞宮穴，到達中指。我們的每一根手指上都有經脈透過，假如中指出現麻木的話，那麼有可能是心包經出問題的症狀。

一旦心包經出現問題，則間接證明心臟的整體功能在衰落，所以更要嚴格關心心包經。

在心包經上有一個非常重要的穴位叫膻中穴，它位於人體的兩乳之間，是主喜樂的一個穴位。在生活中，偶爾遇到什麼不如意的事情，我們喜歡拍胸脯大吼大叫；或者是在表達自己高遠的志向時，也總是拍胸脯。此時，我們在無意間拍到的部位就是膻中穴。如果這個穴位不通暢了，就會出現大問題。西醫中沒有膻中穴，但是卻有胸腺。胎兒還沒有出生時，胸腺是非常大的，能提供一個非常完備的免疫系統。雖然嬰兒在降生後，這個免疫系統和腺體大幅度退化，但常常按摩此處，依舊可以產生增強免疫的作用。

這是按摩心包經的方法之一。另一種方法是敲打心包經，這同樣能夠產生解壓、抗憂鬱的功效。在我們的腋下裡面有一根大筋，當你用手指捏住它的時候，另一隻手的無名指和小指就會發麻。我們要敲打的穴位就在此處，名叫極泉穴。用手指掐住極泉穴，如同彈琴一般來回撥動，每天晚上睡覺之前撥動十遍左右，適當敲打，就可以排解掉自己心中的鬱悶之情。此法還可以排除多餘的心包積液，增強心臟的活動能力，進而帶動整個身體的新陳代謝活動都逐漸活動起來。

在宗教儀式中，有一個雙手合十的動作。念佛的人這樣做，認為能夠求得內心安寧。以中醫理論來看，當雙手合十放在胸前 —— 膻中穴，眼睛閉上，人的心神就能透過心包經而很快守住。因為眼睛是心靈的窗戶，當眼睛睜開時，就容易使得肝魂外散。當眼神收斂了，正如同天黑要關窗戶一樣，心是窗戶裡面的屋子，自然因為黑暗的降臨也將歸於寂靜。

在日常生活中，這些看似不起眼甚至別有其他意味的動作，在中醫上講叫做以形領氣，是在透過自己身體的動作來引起體內的氣流運行，保障身體健康。

古人講：「心包為心之外膜，附有脈絡，氣血通行之道。邪不能容，容之心傷。」心包是心的保護組織，又是氣血通道。心包經戌時興旺，可清除心臟周圍外邪，使心臟處於完好狀態。

心中有「數」:

心包經當令的時節，腦神經也處於十分活躍的狀態中，此時是看書的最佳時機，也是學生晚上完成家庭作業的最好時間。但切記，此時間過了之後，一定要及時上床睡覺，不能熬夜，否則第二天整個身體筋脈的循環將會受到很大的影響。

亥時（晚上九點到十一點）三焦經當令

到了亥時，即晚上九點至十一點，人體一整天的活動已經進入尾聲，即便有什麼尚未處理完成的事情，也要暫時擱置起來，開始為睡眠做準備。此時，是三焦經當令。

「三焦」就是人體胸腔是上焦，中間脾胃是中焦，下焦是肝腎。「三焦」可以簡單的理解成連接著心肝脾胃腎五個部分的組織。中醫講三焦是六腑中最大的腑，有主持諸氣、疏通水道的作用。因此，三焦經的重要性不亞於任何其他的經絡。

「三焦」的「焦」字，上半部分代表的是小鳥，下半部分的四點水代表的溫火。意思是說，我們的人體要保持一種不溫不火的狀態，才能讓三焦經有序運行，保證心肝脾胃腎在接下來的一個循環中正常發揮出自己的功能來。

此時屬於「亥」時。從字面構成來看，「亥」字下面一長一短的兩個撇代表了人，天地之間只有陰陽交合了才能孕育新生，亥時三焦經當令也是為在接下來的子時的陰陽交替做好準備，以孕育新的一天。

因此，我們也可以衍生到人類繁衍上。此時，是在晚飯之後的兩三個小時，人體得到了充足的休息，並且已經處理完家常事務，夫妻在進入夢鄉之前，必定要有一段彼此間的溫存。亥時，便是進行性生活的最佳時刻。

因為此時是三焦經當令，只要三焦經通暢了，五臟六腑的功能都不會受到限制。西醫也認為晚上十點半的時間是最佳做愛時刻。這個時間屬於陰陽和合的階段，進行房事之後，可以實現「三焦通泰」的效果。但要注意的是不能房事過度，最終反倒會毀了整個身體。

我們常講，要在晚上十一點以前睡覺。但並不是每個人都是頭一碰到枕頭就能睡著的，所以要在晚上十點半的時候上床，為進入夢鄉做好準備。亥時在十二生肖中屬豬，豬是一種吃飽了就睡的動物，所以此時也是要求我們能夠做到如同豬一樣，心裡什麼都不想，在子時到來之前及時進入到夢鄉。

所以，從亥時開始，生命既是在告別舊的秩序，又是在進入新的循環。通常情況下，我們在進行了體力工作之後，都要睡一覺來盡快恢復體力。亥時是一天中承前啟後的關鍵時刻，陰氣極旺將衰，陽氣已盡將生，我們晚上最佳的入眠時間是在亥時睡著。這樣不僅能讓身體得到很好的休息和調養，有利於孕育新的生命力量，促進陽氣的生發，還是養陰的至要之法。古人講：「先睡眼，後睡心。」背後的深意就是在告誡我們要在亥時提前上床準備休息。而且，能保證在十點半上床的人，可以使得身體更容易保持年輕態。

《黃帝內經》和《難經》中都提到三焦主氣，它既是人體元氣運行的通道，又是體內廢氣的出口，三焦經打通了，三焦的功能強大了，元氣運行順暢、廢氣排泄及時，身體哪還有那麼多的毛病呢！三焦經顯效，氣順百病消。能把握好這個時段調理一下身體，不但睡眠好，而且能讓自己一整天精神好。

心中有「數」：

三焦經上存在著一個穴位叫做陽池穴，按摩它可以啟動人體的熱量，有效緩解手腳冰涼的毛病。每天在臨睡之前的亥時，點燃艾柱來炙烤兩隻手腕的背部，陽池穴就位於腕橫紋中點的小窩。每次炙烤五到十分鐘，就能把體內的陽氣快速提升起來。如果炙烤完之後再用熱水泡泡腳，則更加有助增進睡眠品質和恢復身體健康。

第四章　學做自己的美容師——「數」說美容中的養生智慧

二十八天的養顏週期

對於女性來說，最明顯的一項規律就是生理週期。但卻少有人知道，生理週期其實和養顏週期有著千絲萬縷的關係。

愛美是人類的天性，但愛美也要有愛美的道理和方法。女性愛美，得先了解自己，了解自己身體上的每一寸，才能讓美深入滲透到每一根毛髮。然而，美也是有規律的。人體生物韻律有規律的支配著每個人，它提醒了我們在未來一段時間裡可能出現的體力、情緒、智力的傾向。只要掌握了這一規律，就能根據規律來保養自己的身體。

女性的生理特徵決定了女性養顏美容的週期。女性的生理週期主要是受到雌性素和黃體素兩種激素的影響，在兩次月經之間大約相隔二十八天至三十天左右的時間。在這一段時間中，又分為月經期、濾泡期、黃體期和月經前期。其中濾泡期正好是女性體內分泌最優質的雌性激素的高峰點。在這一段時間中，女性朋友的肌膚上幾乎不會出現任何常見的小毛病。

相反，當對女性身體分泌黃體素達到高峰期的時候，肌膚的狀況就開始急劇變壞，甚至許多此前不曾出現的問題在這一階段也有可能發生，如小痘痘、面色粗糙暗沉等等。

所以，女性美容養顏還要跟著自己的生理週期走。在最應該呵護皮膚的時候，一點都不能鬆懈。

根據這一點來說，女性朋友在月經期的七天時間中應該選擇一些低刺激、低負擔並且能夠充分給身體補充水分的保養品。同時，在這一段時間中不要吃太冷、太鹹的食品，要多喝溫熱的飲料，如薑茶，能夠有效促進血液循環。注意讓自己的肌膚多多休息，避免在輻射器材前面久待。

月經後的八天至十四天，即濾泡期。因為在這一段時期即便不做任何保養，自身的皮膚也是處在一個月中最好的階段，所以這時候可以大膽使用一個護膚新產品，借用這個時期給皮膚補充多種營養，並尋找更適合自己膚質的化妝品。此時，多用一些面膜、精華液等高濃度的產品，效果會更加明顯。

在月經後的第十五至二十一天，身體的體溫明顯升高，皮膚非常容易受到紫外線的影響而產生黑斑。這是已經進入了黃體期。白天要多注意防晒，晚上可以用一些清爽的美白護膚品來讓肌膚盡量放鬆，並可以阻止黑斑產生。

到了月經前期，也就是距離上一次的月經期第二十二至二十八天的時間時，對女性來說是這一個月中肌膚最糟糕的時候。這時候除了必要的防護和保養之外，還要多注意休息，早點睡覺，以防皮膚變得更加糟糕。

心中有「數」：

在我們的身體裡，藏著許多「時鐘」，在它們的指揮下，人體得以健康有效的運轉；也正是因為這些「時鐘」的存在，才使得健康有「韻律」可循。二十八天只是這些規律的九牛一毛，多了解自己的身體規律，才能好好保健養生。

每天保養的最佳時間

對於上班族來說，最規律的時間莫過於上下班打卡，但這些人卻少有時間和精力來為自己身體的保養做出一份細緻的規劃。其實，保養也是有時間區分的，並不是盲目塗抹保養用品就能實現效果。

下面提到的十個時段去做保養，不但不會占用你多少時間，反而還能夠產生事半功倍的效果。

1. 飯後三分鐘是刷牙的最佳時間

刷牙是我們每天早晚都要進行的事情，再忙碌，也要刷牙，一則是為了清新口氣，二則更是避免病從口入。但刷牙也有講究，每次飯後三分鐘才是刷牙和漱口的最佳時間。這是因為，在停止進食三分鐘之後，口腔中的細菌才開始分解食物殘渣，由此會產生一些易腐蝕且對牙釉質有溶解作用的酸性物質，牙齒這個時候極易受到傷害。因此這個時候，是最佳的保護牙齒的時段。

我們平時提倡一天刷牙兩次。午飯後在公司也不方便刷牙，此時可以備一些漱口水，效果同樣不錯。

2. 餐後一小時是飲茶最佳時間

很多人的習慣是在用完正餐之後喝一些茶來消食。但茶需要在正餐之後的一小時才能服用。因為茶葉中的鞣酸可與食物中的鐵結合成不溶性的鐵鹽，會干擾人體對鐵的吸收。長期在飯後馬上飲茶，會誘發貧血等症狀。這種不科學的生活習慣，是必須要改正的。

3. 睡前一小時是喝牛奶的最佳時間

牛奶中含有豐富的鈣類，適量飲用可以有效的補償在夜間出現低落狀態的血鈣，從而保護骨骼。因而，中老年人在睡覺前一小時飲用定量的牛奶是極有好處的。而且，牛奶的催眠作用更加有助於睡眠時間不足的老年人加強睡眠的品質。

4. 飯前一小時是吃水果的最佳時間

講究減肥的人通常會懂得，在飯前吃一些水果可以減少正餐的進食量。但水果雖然含有豐富的營養元素，卻是依舊不能抵消正餐所能夠提供的熱量的。吃水果，要在餐前一小時的時間進食。因為水果屬生食，吃生食後再吃熟食，體內白細胞就不會增多，有利於保護人體免疫系統。並且，一小時後身體對水果營養的消耗也已經完全吸收，並不會影響到正餐的進食量和營養成分的吸收。

5. 早起和傍晚是晒太陽的最佳時間

能悠閒的躺在座椅上晒個太陽，是多少上班族的美夢。即便是週末休息時間，也並不是隨時都可以晒太陽的。每天晒太陽的最佳時間是在上午八點至十點和下午四點至七點。因為在這一時段裡，透過大氣層照射下來的陽光以對身體有益的紫外線 A 為主要成分，及時吸收紫外線 A 可以使身體更有效的產生維他命 D，有利於增強免疫系統的功能，並可以有效防止骨質疏鬆症，減少動脈硬化的發生率。

6. 晚上才是美容的最佳時間

往自己臉上塗抹化妝品，多數人的想法是為了給別人看，好增加自己的印象分數。殊不知，最佳的美容時間其實是在晚上。皮膚的新陳代謝最為旺盛的時段是在凌晨零點到早晨六點的睡眠時段中。因此，晚上睡前使用化妝品進行護膚美容，所產生的促進新陳代謝和保護皮膚健康的功效要遠遠高於白天。

7. 飯後一小時是散步的最佳時間

飯後百步走要在餐後四十五分鐘至六十分鐘之後進行，每天散步二十分鐘左右即可產生消耗多餘熱量的作用，也是最有利於減肥的。如果能夠在飯後兩個小時再去散步，效果會更好。散步的時候只要保持正常速度就可以。

8. 睡前一小時是洗澡的最佳時間

有不少上班族習慣早晨起來洗澡，希望能用冷水來讓自己從睡眠中盡快清醒過來。但其實早晨睡不醒是因為晚上的睡眠品質不夠，身體沒有從睡眠中得到充分的休息。如果每天晚上在睡覺之前洗一個 35℃～ 45℃左右的溫水澡，能使全身的肌肉和關節得到快速放鬆，有利於加快血液循環，幫助你安然入睡。

9. 上床一個半小時是睡眠的最佳時間

晚上十點至十一點是在為睡眠做準備的時間，最好是在十一點的時候就已經進入了睡眠狀態。但人的深睡時間卻是在凌晨零點至三點這一段時間中，通常情況下，在進入了睡眠狀態後的一個半小時的時候，我們的身體才會真正進入到具有高品質睡眠的深睡狀態。

而午睡最好從下午一點開始，以半小時的時間為宜。

10. 傍晚是鍛鍊的最佳時間

什麼時候最適合鍛鍊身體，我們在前面也有詳細提到。從科學角度來講，傍晚鍛鍊要比早晨起來鍛鍊對身體更有益處，尤以黃昏時分為最佳。此時，人的味覺、視覺、聽覺等感覺最敏感，全身協調能力最強，尤其是心律與血壓都較平穩，體力發揮或身體的適應能力都處於最佳狀態。

記住以上這十點內容，保養好身體也就不在話下了。

心中有「數」：

其實，保養身體，每天也有最佳時段。在最好的時間裡做最應該做的事情，這才是一個聰明的人應該學會的內容。

洗髮的最佳水溫是 37℃～ 40℃

洗頭是門大學問，一在如何洗，二在用什麼洗。第二個問題似乎不用回答，殊不知，大多數人都會在這兩個問題上犯下大錯。

我們平時清洗頭髮用的水也要分為淡水、鹹水、硬水和軟水等多種。洗髮用的水應該用水質相對清潔的淡水和軟水。如果能夠用雨水和雪水來洗頭，效果會更好。

所謂淡水，就是指我們平常的飲用水；軟水，一般指湖泊裡的水。使用軟水洗頭，可以使頭髮更加光滑，還能夠有效的節省下 50%～ 80%的洗髮精。但是江河水、井水和泉水都是硬水，裡面含有較多的礦物質，用來洗頭的話對頭髮和皮膚的刺激都很大，還會阻礙洗髮精的效果。尤其是在洗頭時產生的沉澱物會阻塞毛孔，不但使人感覺到不舒服，還會影響頭髮生長。

但我們平常所見到的硬水並不在少數。由於條件所限，可以將硬水加溫，使其中的礦物質有效沉澱，在水質變軟後再使用。這也就是我們平時所說的燒開水。

洗頭髮的水溫需要控制在 37℃～ 40℃左右。水溫過高的話，頭髮的抗拉力會減小到平時的 1/4 左右，頭髮極容易產生斷裂。水溫過低的話，不但會使發質變硬，還會對頭部的血液循環產生致命影響。因此，無論在什麼季節，洗頭時所使用的水的溫度都不易過冷或過熱，以稍高於體溫的 38℃為最佳。

在 37℃～ 40℃的水溫範圍內，只需要根據個人的喜好和承受能力略作調整即可。這一溫度段，可以使得皮膚的微血管和真皮淺層的血管都能適當擴張，微孔也會在熱水的刺激下而張開，有利於代謝廢物及時排出。並且溫水的去汙能力也要顯著高於冷水，對頭髮的清潔效果會更好。在改善了血液循環的同時，溫水洗髮還有利於消除疲勞、振奮精神和情感心志。

即使在大量運動後也一定要用溫水洗頭髮，患有心腦血管病的老人尤其要注意。

但是清洗頭髮的水溫並不是要一成不變，應該由高到低，溫度逐漸降低，這是因為水溫會特別影響到後續的造型效果。在洗最後一遍的時候，水溫要適當調低一些，這樣會使頭髮上的毛鱗片閉合起來，使得洗後的頭髮更加柔順有光澤，也有利於做出造型。

很多長頭髮的女性朋友在洗頭的時候都會被大量掉下來的頭髮所困擾，其實只要注意生活中的一些小細節，就能有效改變這種情況。

- 避免對頭髮過多的損害。不論是染髮、燙髮還是吹風機吹乾頭髮，對頭髮都會造成極大的傷害。此數過多的話，頭髮就極容易失去光澤和彈性，甚至變得枯黃。而長晒太陽也會因為紫外線的緣故導致頭髮乾枯變黃。染髮、燙髮間隔時間至少三至六個月。一般日常生活中盡量不要使用吹風機吹乾頭髮。
- 注意飲食營養。常吃一些富含蛋白質及微量元素豐富的食品。同時，多吃青菜、水果，少吃油膩及含糖高的食品。
- 不必要為掉髮而焦慮，相反越焦慮就會越加快掉髮的速度。每天保持適當的運動量和一份開朗的心情，頭髮自然會光彩烏黑，充滿生命力。深呼吸、散步、做鬆弛體操等，都可消除當天的精神疲勞，也會減少掉髮。

心中有「數」：

要保證充足的睡眠。晚上十點至凌晨兩點的代謝旺盛期的睡眠，可以保證頭髮的新陳代謝高效率完成，不會因為營養不均衡而造成掉髮。所以盡量做到每天睡眠不少於六個小時，中午可適當休息三十分鐘，養成定時睡眠的好習慣。

洗臉時先用35℃的溫水清潔，然後用冷水沖洗

我們看電視上的明星，一個個都面色潔白、容光煥發，在羨慕之餘，也不禁要感嘆一下自己如何才能有那樣一張面龐。其實，想要有一張柔嫩的臉，並不一定得用名貴的化妝品，我們平時洗臉時，就可以進行保養。

洗臉，並不只是用水把臉上的灰塵洗掉。洗臉還有著一套十分複雜的講究。每次洗臉的時候，要先用溫水來回沖洗臉部二至三次，將洗臉產品充分搓揉出泡沫，在臉上搓揉按摩後，再用冷水徹底洗乾淨。溫水的溫度要在35℃左右。

非油性皮膚和混合膚質的人，最好用高於30℃的溫水洗臉，但要低於體溫，用手試有溫熱感，不覺得燙即可。用這個溫度的水來洗臉，不但可以輕鬆去掉臉上黏滯的灰塵，而且可以使得臉部毛孔快速擴大張開，更加有利於皮膚的深層清潔，能使皮膚得到快速放鬆。但要注意，水溫不能太高，尤其不要高於人體的正常溫度，否則會減弱面部血管的活力，使得皮膚變得鬆弛和乾燥，皺紋會時不時爬上臉龐。

水溫過冷（20℃以下）對皮膚有收斂作用，可鍛鍊肌膚，使人精神振奮，但長期使用過冷的水洗臉會引起皮膚血管收縮，使皮膚變得蒼白、枯萎，

皮脂腺、汗腺分泌減少，彈性喪失，出現早衰，不利皮膚滋養。水溫過熱(38℃以上)對皮膚有鎮痛和擴張微血管的作用，但經常使用會使皮膚脫脂，血管壁活力減弱，導致皮膚毛孔擴張，皮膚容易變得鬆弛無力、出現皺紋。最合適的水溫要高於皮膚的溫度但卻低於體溫。這種溫水，既能潔膚，又對皮膚有鎮靜作用，有利於皮膚的休息和解除疲勞，對皮膚無傷害。

溫水洗臉之後，還要用冷水再洗一遍。第一遍洗臉時，可以用溫水將洗面乳揉出適量的泡沫塗抹於面部，此時若是能夠輕柔按摩一分鐘，著重在臉上的T部區域，則可以使得臉部全面吸收洗面乳等清潔用品中的營養成分。之後再用溫水徹底沖淨泡沫，最後還要用冷水來洗臉。這是因為，冷水可以增強面部的血液循環，提升皮膚的彈性。在溫水和冷水交替清潔之後，不僅臉部清潔了，而且也可以使得皮膚淺表層的微血管都得到了擴張和伸縮，對面部皮膚的美容保養是很有好處的。

但這一切都是定論在正常皮膚之上，膚質呈油性的人則不適宜用冷水來洗臉。因為在冷水的刺激下，會使皮膚上的毛孔都收縮起來，這樣不僅無法清除堆積在面部皮脂下的塵埃和化妝品殘留物，更會因此而引發痤瘡之類的皮膚問題。

洗臉的時候，不論使用什麼樣的清潔乳，都不要使用太多。正確的使用方法是，把洗面乳擠出在手上，先用雙手揉搓出豐富的泡沫後再塗抹到臉上。如果洗面乳沒有起泡沫，不但起不到清潔的作用，一旦殘留在皮膚中，還會引起各種皮膚問題。當然，也並不能根據洗面乳產生泡沫的多少來斷定其是不是品質比較好的產品。判別洗淨力的強弱，可以洗臉後的感覺為主，若洗完臉後變得皮膚緊繃，整天都很乾燥，甚至會脫皮就是洗淨力太強，不適宜目前使用。

同時還要注意，洗臉的時候最好使用流水，而不要用臉盆和溼毛巾。臉盆裡的水是不流動的，臉上和手上的髒東西都會洗到水中，再用這樣的水洗臉就起不到潔膚的作用。

心中有「數」：

洗臉時應使用流動的水，先把手洗淨後，再洗臉。而清潔後，應該使用乾毛巾把臉部擦乾。溼毛巾是各種微生物滋生的最好場所，用溼毛巾來擦臉，那麼剛才洗臉的過程就等於白做了。

成人體質指數為 18.5 ～ 24.9

一個成年人的體重應該是多少？這恐怕不是只有女性才關心的問題。在肥胖症越來越普遍的今天，由於體重超標而帶來的各種富貴病也成為了健康的殺手。

按照國際通用的體質指數來判斷，專家指出一個成年人的體質指數應該在 18.5 ～ 24.9 之間。和體重標準之間的換算公式為：體質指數（BMI）＝體重（kg）／身高（公尺）平方。如果一個成年男性身高 175 公分，他的體重為 75kg，那麼根據以上這個公式，他的體質指數應該是 75/（1.75×1.75），得出來的結果約為 25 左右。那麼他的正常體質指數剛好是在正常範圍的最邊緣，並沒有超標。

體質指數這一概念是從歐洲傳過來的，但亞洲人和歐洲人的體質不同，所以所使用的標準也不盡相同。

那麼，究竟一個成年人到底有多重才算是超標呢？這裡有兩個更為明確的計算公式：

男性之標準體重（公斤）＝身長（公分）-100

女性之標準體重（公斤）＝身長（公分）-102

以這個標準來看待的話，上面舉到的例子，該男性的體重正好達到標準水準。至於體質標準，只能說明這個人是不是偏胖或者偏瘦。以體質指數來算，正常體重的體質指數在 18 ～ 25 之間，超重的體質指數約在 25 ～ 30 之間，輕度肥胖的體質指數大於 30，中度肥胖的體質指數大於 35，重度肥胖的體質指數大於 40。

胖了，肯定不是好事情。美國老年學家思德列斯教授研究發現，當體重過低或過高時，更容易導致疾病發生，影響壽命。但較胖和肥胖是兩個不同的概念。相比之下，微胖的人更容易保持長壽命。這是因為胖人的皮下脂肪比較厚，抗寒和抗病的能力都比較強，更能夠經得起疾病的折磨。而瘦人則相反，不但抵抗力差，對環境的適應性也差，極容易患上流感、呼吸道感染和肺炎等急性傳染病，多數短命。尤其是對於女性來說，一旦過了五十歲，就不要再追求減肥了，否則身體太瘦就會很容易發生骨折。女性的髖骨比較大，此處受傷的機率也要高很多。

有錢難買老來瘦，但並不是說越瘦越好。人到暮年，雖然不可過胖，但也不可不過瘦，最好就是稍胖一點，更益壽延年。

而對於想要減肥的朋友來說，控制體重是一件十分頭疼的事情。要想保持苗條身體，單靠計算熱量是不夠的，節食也並不是很好的選擇，很可能還會形成惡性循環。在飲食減肥上，應該遵循以下的建議：

- 不提倡節食，而是改變飲食習慣。戒吃高脂肪食物、甜品和零食，較少高熱量的攝取，避免因此而造成脂肪堆積。把要戒食的高脂肪食物列張「黑名單」，例如堅果、全脂牛奶、巧克力、奶油小甜餅、油炸食品和牛排等。在膳食中增加馬鈴薯、白米、麵粉和玉米等複合碳水化合物，是很好的選擇。
- 制定可行的計畫，使體重逐漸減輕，譬如每星期減 0.25 ～ 0.5 公斤。每次只戒吃一種食品，而不是盲目誇下海口，最後卻因為完不成任務目標而灰心喪氣，以至於最後的失敗。
- 每日三餐必不可少，但也絕不要多。人在進食的時候，其實是新陳代謝十分迅速的一個時段。減少一餐後，身體反而會以降低新陳代謝的方式補償營養缺失，會讓你減肥的進程慢下來，備受煎熬。
- 吃東西的時候要細嚼慢嚥。狼吞虎嚥的人，進食後胃部根本沒有時間去反應已經吞嚥的事物，不易產生飽腹感，因此會吃入更多的食物。

心中有「數」：

無論是標榜減肥，還是對身材毫無在乎，最關鍵的一點是不能失去體質指數這個最後的防線，否則就不僅僅只是外形的問題了。一旦健康出現罷工，所有的形象都只成為了皮毛，毫無存在的意義了。

男性腰圍要少於九十公分，女性則少於八十公分

照鏡子的時候，你有沒有關心過自己的腰圍？健康專家建議，男性的腰圍最好不要超過九十公分，女性的腰圍最好少於八十公分。這不僅僅是肥胖不肥胖的問題，萬一超過了這個標準，那你就有可能罹患心血管方面的疾病。

在全世界範圍內，心血管疾病已逐漸升至為威脅人類健康的「第一殺手」。每年有1,700萬人死於心血管疾病，其中80%來自於開發中國家。在這些患者中，有絕大部分是因為肥胖而導致了心臟問題。而導致肥胖的原因則有很多，如何測定自己是不是屬於肥胖的範疇，最簡單的答案就是測量一下你的腰圍。

儘管有許多人知道，肥胖是導致心臟病的終極殺手，但卻少有人會進一步了解，脂肪在身體上不同位置的分布實則有最終的決定作用。在所有肥胖的人中，具有最大危險性的就是那些腹部肥胖的人。這是因為這些人的身體中承載著更多的體重，脂肪主要存在於腹腔內主要器官的周圍，進而會影響到血糖代謝，由此會產生的血脂、膽固醇和甘油三酯異常。所有這些不正常的因素，都是導致心血管疾病的致命因素。所以如果你是蘋果型的身材，那就一定要多加警惕了。

而腹部肥胖，要明顯比全身肥胖對心臟的威脅性更大，它是誘使心臟出現問題的一個單獨獨立出來的因素。因此，這也就給檢測自己的腰圍大小提供了一個不可迴避的概念。腰圍的測量方法是：呼氣時，在肋緣下和臍上之間的中點用軟尺測量周長。不同人種的高危腰圍界值各不相同，亞洲女性

腰圍超過八十公分、男性腰圍超過九十公分，就認為有患心血管病和糖尿病的危險。

要想減輕體重、縮小腰圍，減少患心血管病的危險，就必須改變你現有的生活方式：把靜態的生活方式改變為積極的動態的生活方式，並摒棄不良的飲食習慣和不良嗜好。這不僅是減肥的要求，更是對整個身體健康負責任。

在生活中也有一些人，儘管整體看上去並不很胖，但卻有一個從上往下看不到腳尖的肚臍眼，這樣的情況同樣是要引起重視。比如上班族、公務員，體重正常，但體內脂肪比率偏高。「大肚腩」下的脂肪，看似無關緊要，實則和肥胖族群一樣都有因心腦血管疾病、糖尿病等肥胖所引發的疾病風險。經常久坐、很少運動的工作，會導致長年累月脂肪漸漸堆積在腹部，血流越來越慢，再繼續發展下去的話，血管壁硬化，血管會完全梗塞。囤積在體內的多餘脂肪還會隨血液在全身器官間流轉，在某一器官中累積，造成器官病變。如在肝部累積，就會出現脂肪肝、肝硬化；在腎上累積，就會導致腎臟疾病等。

腰腹部肥胖的人，男性含有糖尿病、高血壓和血脂異常的風險是正常人的兩倍，而女性患有高血壓和糖尿病的風險卻要飆升到三四倍左右。但一直困擾著人們的是，一旦起了小肚腩，就很難再消瘦下去了。

心中有「數」：

要控制腰圍，應該遵循的飲食原則是：55%～60%的碳水化合物，30%的脂類，15%的蛋白質。每天的飲食都要做到定時定量，對甜食和鹹口味食品要敬而遠之，改變功能營養素的比例。最好透過膳食、有氧運動、重量訓練的組合方式來進行減肥運動。只要堅持下去，就一定能給自己換回來一個更健康的身體。

手臂肌肉不鍛鍊，將以每年 270 克的速度消失

你現在手臂上能夠使出來的力氣有多大並不重要，重要的是假如無法保持正常、有效的鍛鍊，我們手臂上的肌肉力量將會以每年 270 克的速度慢慢流失掉。試想，用你現在手臂上的力量以這個速度減下去，得到的結果恐怕是驚人的。

想要保持年輕健康的狀態，對於手臂的鍛鍊和保養也要注意。

手臂上的肌肉主要以小臂和肱二頭肌、肱三頭肌、三角肌四部分組成。男性朋友如果想要鍛鍊大一些的力量的話，可以做一些抬舉啞鈴的動作。單手握啞鈴，坐姿，彎身，將握啞鈴的手臂貼於大腿內側做臂彎伸，反覆做幾次，即可有效鍛鍊小臂肌肉。如果再把啞鈴抬高一些，使用到了自己的大臂，就能夠對肱二頭肌做到很好的鍛鍊。從伸直到彎曲一共是 180°，在鍛鍊的時候，可以根據自己身體的能力自由選擇角度的大小。

而做引體向上是很好的鍛鍊肱三頭肌的方法。此外，還有俯臥撐、臥推以及雙槓等項目，都是鍛鍊手臂肌肉的好方法。

此時要記住的是，每次分組要做到極限，但不要每日都做，可隔日進行。因為每次你做無氧運動是要盡可能破壞你的肌肉組織，然後用充足的時間和養分去修復破損的肌肉組織，讓其生長。

對於女性朋友來說，並不像是男性一樣對肌肉有過於強烈的渴望，相反，如何使自己的手臂看起來更美，才是女性朋友真正關心的問題。愛美的女性朋友可以做一做下面這一套僅僅只需要花五分鐘的美臂操：

1. 第 1 分鐘：雙手交叉，放在胸前。接著將雙臂盡量向上伸，並和身體保持一直線，保持十五秒鐘，反覆做二十次。
2. 第 2 分鐘：雙臂分開，舉過頭頂。雙臂盡量向上伸，並和身體保持一直線，手腕搖擺，做甩手的動作。連續做十五秒鐘後，雙臂自由快速落下，反覆做二十次。
3. 第三分鐘：用力握緊拳頭，然後五指用力伸出，盡量分開，反覆做

三十次。

4. 第四分鐘：面部放鬆，張大口發出聲音。再往後仰頭，慢慢順時針方向搖頭 —— 左肩上方 —— 低頭 —— 右肩上方 —— 後仰頭，然後逆時針方向，反覆十次。
5. 第五分鐘：雙手交叉放在頭後部，作低頭和抬頭的動作，動作要慢，每分鐘十六次。

除此之外，還有一套更為簡單易學的手臂鍛鍊方法：

- 身體站直，雙腳打開與肩同寬，手臂外伸保持穩定高度。
- 雙手手掌向外，指尖朝上，手掌和手臂呈 90°垂直。
- 利用手臂肌肉的力量，以手掌向前畫圓圈二十次，再換向後畫圈二十次。

做完了這一套即簡單易學又十分有效的美臂操之後，關鍵還有一點要在於保養。一雙修長的手臂會令你看上去比實際體重瘦 1 ～ 1.5 公斤。

心中有「數」：

在平時的飲食中，要多吃促進血液循環的食物，如番茄、紅辣椒、牛肉等，以及草莓、蘋果、鳳梨、香蕉、梅子、奇異果、檸檬等水果。多喝水，少喝冷飲，忌重口味的飲食習慣。這些都能成為讓你擁有一雙修長手臂的重要因素。

上下肢的黃金比例是 5：8

愛美是人之天性。傳統認為，最美的人類都有一個黃金比例。一是「九頭身」，就是身體的高度正好相當於九顆頭的高度，即身體和頭的比例為1:9；另一個便是由古希臘數學家畢達哥拉斯提出來的一個概念，叫做黃金比例，即以人的肚臍為界，上下半身的比例若是達到了 5：8，那就是最佳的黃金比例身材了。

然而，這個概念很難推展到我們的實際生活中。更直接的演算法是，以肚臍為界，下身長度減去上身的長度，結果達到十六到十八公分的就是比較標準的模特身材，如果能達到十八公分以上就是非常好的身材了。而在現實生活中，只有少數人能夠把這一差值達到二十二公分。

對於身材比例的要求，女性明顯要比男性更看重這一點。實際上，不只是上下肢，女性的身高與體重、四肢與軀幹等部位在一定的比例下最美，這是人所共知的事情。要想讓自己看起來更加嫵媚動人：

- 上、下身比例：以肚臍為界，上下身比例應為 5：8，合乎「黃金比例」定律。
- 胸圍：由腋下沿胸部的上方最豐滿處測量胸圍，應為身高的一半。
- 腰圍：量腰的最細部位。腰圍比胸圍要小二十公分。
- 髖圍：在恥骨平行於臀部最大部位。髖圍較胸圍大四公分。
- 大腿圍：在大腿的最上部位，臀折線下。大腿圍較腰圍小十公分。
- 小腿圍：在小腿最飽滿處。小腿圍較大腿圍小二十公分。
- 足頸圍：在足頸的最細部位。足頸圍較小腿圍小十公分。
- 上臂圍：在肩關節與肘關節之間的中部。上臂圍等於大腿圍的一半。
- 頸圍：在頸的中部最細處。頸圍與小腿圍相等。
- 肩寬：兩肩峰之間的距離。肩寬即是胸圍的一半減四公分。

這是一個塑造完美女人身材的十條黃金比例參考依據。

以上這十條女人身材的黃金比例，能給你一個完美的參考資料。除此外，骨骼還要勻稱且適度，站立的時候頭頸、軀幹跟腳的縱軸在同一垂直線上；頸、胸的連接適度，肌肉美在於富有彈性跟協調。不僅如此，不論你是過胖還是過瘦，都會讓你的肩膀、臀部和胸部都看起來十分弱小無力，甚至在細膩、光澤和柔韌度上都要差許多。

而不只是女人，男人的身材上也同樣存在著黃金比例，只要達到這個標準就可以使男人看起來更具有味道。對於一個正常的普通人來說，只要看著「順眼」就可以，就已經證明自己的外貌和身體特徵是符合常規相貌的了。所以沒有必要在外貌和這些數字標準之間做對比，進而摧毀了自己的自信心。

畢竟，數字只是一種美的表達方式，至於你究竟看起來是否足夠漂亮，恐怕只有情人眼裡才能出西施。

心中有「數」：

但這一黃金比例也僅僅只是從視覺上做了一次數學推算，雖然現在已經被定義為美的標準，但並不是每個人都能夠輕易達到的。追求黃金比例是多數人的理想，但也沒有必要為了這個數字標準而大傷腦筋。

女性的最佳胸圍＝身高 ×0.515

不只是女性，包括不少男性在內，都十分關心女性的胸圍。這不單是身材是否屬於黃金比例的問題，其背後還有更多更複雜的意義。根據長時間的調查研究得出的結論，亞洲女性的最佳胸圍應該等於身高 ×0.515，超過或者低於這個數字都不是好事。

有些女性的乳房本身比較小，這由於個別體質和脂肪的原因造成，也有可能是因為營養不良。而胸大的原因則恰恰相反。其實，女性胸大和胸小，是先天和後天雙重作用造成的結果。由於乳房的形態、體積存在著較大的個體差異，女性乳房的發育還受年齡及各種不同生理時期等因素的影響，因此，乳房的大小沒有統一的標準。但女性乳房的大小，也僅僅只是美觀和外形上的區別，和生育能力並沒有十分直接的關係。因此，女性朋友們也沒有必要因為自己的胸部尺寸而陷入過度煩惱中。對其中的營養不良因素造成的乳房較小者，應有意識的增加營養，加強鍛鍊，在增強身體健康的同時，也會使乳房更健美。

而值得一提的是，女孩子在青春期發育的過程中，媽媽要幫助自己的孩子重視起來對乳房的保健，避免穿過於緊身的內衣而最終影響了乳房的發育。

中世紀的歐洲流行的女裝強制勒緊女性的曲線，因為人為的束縛而導致許多女性的肺部機能被嚴重削弱，胃、腎、腸等器官都被迫下移，下半身血管受到強烈壓迫，人體的三大機能 —— 呼吸、消化和血液循環同時受阻，嚴重時會直接引發猝死。

所以，所有的女性都首先應該明白一個道理，愛美是天性，但更要合理的愛美。當豐胸廣告以各種方式進行狂轟亂炸的時候，女性要始終保持自己的理性，要明白胸圍尺碼的大小只是相對而言，並沒有一個硬性的什麼標準，關鍵是要能與自身的條件配搭，所謂合適就是最好。

所以女性首先要了解自己的生理，然後才能好好去呵護她。

測量胸圍尺寸要做到：

1. 胸圍尺碼以乳點即 BP 點（突出點）為測點，用軟皮尺水準測量胸部最豐滿處一週，即為胸圍尺寸。
2. 下胸圍尺寸：用軟皮尺水準測量胸底部一週，即為下胸圍尺寸。確定了胸圍之後，就要給自己的乳房尋找一個合適且舒適的房間住，這就是罩杯。確定胸罩的罩杯，罩杯的大小就是上胸圍減去下胸圍的差。根據步驟一測量的結果，用上胸圍尺寸減去下胸圍尺寸的差即確定罩杯號型。一般來說，上下差在 10 公分左右選擇 A 罩杯，12.5 公分左右選擇 B 罩杯，15 公分左右選擇 C 罩杯，17.5 公分左右選擇 D 罩杯，20 公分左右選擇 E 罩杯，20 公分以上選擇 F 罩杯。例如：胸圍是 85 公分，下胸圍是 70 公分。那麼 85-70 = 15 公分。那麼就應該選擇 70C 的紋胸。70 是下胸圍的尺寸，用來確定號型。

此外，如果平時注意自己胸部的保養，那肯定也是女性關愛自己最好的方式。要做到以下幾點：

- 適齡生育，才能保證乳房更健康
- 成年女性無論是否生育，都應每年一次到診所進行乳房檢查。年齡超過四十五歲的女性每年進行一次胸部 X 光片檢查。
- 你還可以在家每個月都做一個乳房自我檢查。可以站在鏡子前觀察自己的乳房是否弧形輪廓變得不規整，擠壓時有沒有液體流出。然後採取仰臥位，用手指在乳房上暫態間循環按摩，檢查有沒有硬塊等。如果出現以上這種情況，就要及時到醫院做進一步檢查了。

- 還要多注意對乳房的清潔與保養。洗澡的時候可用冷熱水交替沖洗乳房，以增強乳房的血液循環，這對保持乳房的彈性和挺拔很有說明。

在醫生在臨床經驗中發現，乳腺疾病的發病與很多不良生活習慣有關。自己做到更健康的生活方式，則可以大大減少這一疾病發生的機率：

- 保持正常體重；盡可能減少高脂肪、高熱量食物，特別是油炸食品的攝取。
- 慎用激素類藥物，否則容易導致內分泌紊亂，會增加發生癌變的危險。
- 保持良好心境，減少菸酒咖啡等刺激性飲品的攝取。
- 保持正當性愛，在三十五歲之前生育並哺育孩子，都對乳房有好處。

心中有「數」：

特別值得一提的是，對於乳房的保養，從來不是女人的專利。男性是最容易被忽略但卻也是高發病症的族群。在所有乳癌的患者中，有1%的患者是男性。如果他的胸部長有硬塊，或是邊界不清的無痛性腫塊，乳頭向內凹陷，或有分泌物時，也一定要去醫院及時做檢查。

女性的理想臀圍＝身高 ×0.542

臀部和胸部、腰部一樣是構成女性曲線美的重要部位。很多女性只注重胸部和腰部的保養，而容易忽略了臀部。其實，臀部在女性健美中占了不容忽視的地位。圓翹豐滿的臀部不僅能使您的形體更富魅力，而且可以留下美麗的倩影。

女性的理想臀圍＝身高 ×0.542。臀部最凸出的地方應剛好位於身體的中心位置，其大小應與上半身的比例協調一致，看起來輕盈、略微上翹。如果從側面觀看臀部，其曲線應十分渾圓。滿足了這一標準之後，可以使你看起來更加迷人，同時也更加健康。而女性的臀部之美，不僅僅只是一個性感的概念，它更和性以及生育有著直接的關係。

因為女性要生小孩，所以髖骨比男性要寬，這也就造成了臀部要比男性更加豐潤一些。傳統觀念認為，臀部大的女人更有利於生養。這並不是完全的無稽之談，在醫學上也是有一定根據的。因為臀部碩大就是骨盆寬大，寬大的骨盆當然有利於胎兒在母腹中的發育和成長。在西方的觀念中，也多認為臀部是其特殊的美麗所在，這也和種族繁衍是密不可分的。一直到今天，臀部都是人們眼中性感的代名詞之一。

既然如此，女性就更應該對自己的臀部多加保養。為了保養性感臀部，要經常做臀部美容，給臀部按摩，同時做好臀部護理工作，這樣形成漂亮的臀部曲線。對於臀部的護理，一點都不能夠輸給其他部位。而配合健身進行按摩，往往是最有效的一種能夠顯示曲線美的方式。如果臀部鬆垮，下半身就會給人比例失調的感覺。

但由於臀部多是由肌肉和脂肪組成的，而且比身體其他地方更多一些橘皮組織。尤其是對於常坐辦公室的上班族來說，臀部是極容易鬆弛的部位。如果不注意對臀部的保養，臀部下垂、肌肉鬆弛等現象會很快纏上你。女性一走出青春期，在二十歲的時候就應該開始預防臀部下垂。

現在也已經有許多美容院有臀部按摩的服務，多半是透過儀器，再配合人力以及藥品幫助臀部做運動，從而改善臀部肌肉的線條。這樣的臀部美容一週做一次就可以。但去美容院對臀部進行保養並不是最直接有效的方法，如果此時能夠配合相關的健身運動項目，則可以產生雙重的作用。

因此，愛美的女性朋友就有必要掌握一些美臀祕訣了：

- 不要盲目節食。脂肪可以瞄準某些部位鍛鍊的，盲目節食只會使身體狀況變得更差，更不是讓身材變得更窈窕。

- 走路是最好的鍛鍊臀部的方式。兩腿在走路的過程中，臀部的肌肉可以得到很好的運動，是燃燒脂肪形成肌肉的最佳方式。
- 塑造臀部的最佳操練法是芭蕾舞。除此之外，拉丁舞、街舞、跆拳道、擊劍等運動項目也能使臀部得到充分的鍛鍊，使臀部變得緊實，有彈性。
- 如果以上這些內容你都沒有時間做，那麼可以做一些簡易的臀部鍛鍊：先繃緊臀部，時間持續十秒鐘，然後再放鬆。重複進行，一繃一鬆，共做十五次。這種方法雖然簡單，但只要持之以恆，成效也是十分明顯的。
- 美臀的同時要避免久坐。如果必須要坐，也要坐硬椅子。有軟墊的椅子或者沙發會讓臀部的肌肉完全放鬆，進而導致臀部變軟、變平。

心中有「數」：

畢竟人靠衣裝馬靠鞍，懂得穿衣打扮也是愛美女性的天性，更是責任。美，從來不只有一種方式，也可以透過穿一些寬鬆衣褲的方式來遮掩髖部肥大的情況。

人過了三十歲時就容易出現魚尾紋

衰老，是任何一個女性的公敵。俗話說：「百歲容易過，青春不再來。」青春對於女人來說，是一次性的買賣，所以更要懂得珍惜。眼部肌膚是人體表皮組織最脆弱的地方，也是最先衰老的部位，其標誌就是出現淚溝、魚尾紋和眼袋等動態性的皺紋。

女人一過了三十歲，就開始進入了衰老期，最明顯的標誌就是眼角開始出現魚尾紋。青春褪去的訊號由此也開始慢慢顯現出來。首先是肌膚不論怎麼樣保養都已經開始失去彈性和光澤，其次臉上也開始出現令人抓狂的色斑。為此而恐慌的女人，急需要上一堂抗衰老課。

及至過了四十歲後，女人就更容易出現額頭紋、衰老的眉頭、鼻唇溝（法令紋）和暗沉的皮膚等現象。這是因為在這一時段肌膚的膠原蛋白數量大量下降，皮下組織也流失很快，其分布不均衡，所以就會出現局部塌陷的症狀，進而形成了十分明顯的皺紋。在這一時期，抗皺是關鍵，要快速且持久給肌膚補充膠原蛋白，才能修復彈性纖維組織。

等到過了半百的年紀，衰老的問題就更加嚴重了。此時的女人若是再不注意養護，就會出現全面部鬆弛，臉上的皺紋也開始加重，甚至還會提早出現老年斑。

其實，不論對於哪一個年齡段的女人來說，抗衰老都是十分迫切的問題。年齡大一些尚好，三十歲卻是一個十分尷尬的年紀。這時的女人，不忍心讓自己邁入到大齡階段，但又難以阻止皺紋逐漸爬上自己的臉龐。尤其是眼角魚尾紋過早的出現，讓所有愛美的女性頭疼不已。

這是因為，眼角周圍的皮膚本身就極容易老化，再加上眼睛是表情器官，每天的活動量很大，皺紋也就非常容易出現，且很難消除。想要預防出現魚尾紋，其實也並不是不可能，只要你安心做好以下幾點，可以確保魚尾紋不會輕易登門拜訪你。

- 不論何時都要保持心情愉快，因為皺眉和哭泣是魚尾紋出現的最直接誘因之一。
- 糾正不良生活習慣，如瞇著眼睛看東西、躺著看書報、擠眉弄眼、用髒手揉眼睛等，這樣做不但會出現魚尾紋，而且會使得眼睛極容易產生病變。
- 用鮮牛奶、蜂蜜１：１，調成稀糊狀，在眼角易出現皺紋的地方塗抹，塗抹後按摩五分鐘，停三十分鐘後洗去，每晚一次。
- 既然這裡是最先衰老的地方，就要對這個地方多加呵護，可以經常塗抹一些抗皺霜、精華液之類的保養品，再搭配約三分鐘的適當按摩幫助其完全吸收。
- 平時經常用手掌拍打眼角可以有效的改善眼部地區的血液循環，增強其新陳代謝的能力，延緩皮膚衰老狀況。

- 可以對眼睛平時多進行按摩，按摩的方法為：

①併攏食指、中指、無名指，從兩眉間順著眼眉向外按摩，直按摩到額角的太陽穴，反覆二十次。

②從鼻梁順著下眼皮向外按摩到耳前，反覆二十次。

③從額角向下按摩，一直按摩到顴骨下。

④閉住眼睛，在眼睛周圍按摩二十圈。

這四種按摩方法，可以一次使用，也可選擇其中一兩種輪流使用。

特別要注意的是，一切患有眼部疾病的人平時要更注意預防和治療。不論什麼情況，抗衰老都是不能放鬆的課題，這是所有愛美女士寫給自己的情書。

心中有「數」：

五十歲以後的女人，因為體內雌性激素大量下降等原因，已經進入了絕經期，卵巢的功能下降，衰老的速度明顯加快。這一時期，單純除皺已經不能完全解決問題。其實適當保留小小的「不足」，更符合這個年齡的肌膚特點，同時還可讓女性更具親和力。

眼袋出現的年齡一般發生在四十五歲左右

眼袋的加重是下眼皮衰老改變的重要標誌。普遍認為，只要眼袋出現了，就已經很證明這個人已經步入了老齡化。眼袋的出現，不僅會使人顯得更加蒼老，還會因為眼眶隔膜的鬆弛出現下眼皮外翻、下眼皮內翻倒睫等併發症。所以永遠不要小看眼袋，它帶給我們的改變絕對不只是容貌上的。

眼袋出現的年齡因人而異，大部分發生在四十五歲左右就會出現很明顯的眼袋。通常而言，眼袋的出現後，醫美機構建議最佳計畫是在下眼皮處注射愛貝芙（Artecoll），這是透過增加下眼皮膠原蛋白來回復下眼皮皮膚的厚度。不可否認，這方式對祛除眼袋有著神奇的功效。其不但可以讓下眼皮皮膚提高和恢復青春時的厚度，使眼袋不再凸起，甚至可以使得眼睛周邊的黑眼圈也逐漸消亡，連微笑的細紋都不易被察覺到。如果透過技術手段再往上稍微拉緊一下皮膚，這張臉馬上就能恢復到年輕的狀態。

但想要消除眼袋，並不是只有這一種方法。有些人對這樣的藥物療法始終懷有畏懼的心理，那麼不妨自己就用身邊最容易找得到的事物來進行調理。最好的辦法就是專門針對眼袋部位而進行特殊的護理。或許只需要幾步簡單的操作，就能讓你遠離眼袋的煩惱。

1. 斜臥在一塊斜面木板上，可以給自己貼上面膜，這有利於增進臉部的血液循環，徹底改善皮膚的營養狀況。尤其要注意對眼部附近肌肉和皮膚的保養，可以專門用維他命 E 膠囊中的保養液對眼下部皮膚進行為期四周的塗敷及按摩。
2. 眼袋下垂，即是衰老的標誌，更是該區域缺少營養的標誌。最簡單最有效的方法就是給這一區補充營養，可以在皮膚上貼一些無花果或者黃瓜片。用木瓜加薄荷浸在熱水中製成茶，放涼之後，經常在眼下皮膚上塗抹一些，確保眼袋區域的營養均衡。
3. 在平時塗抹化妝品的時候，在臉上進行輕揉按摩，一方面促進營養的吸收，另一方面還能有效的把堆積起來的皺紋推開，再配合早晚眼霜的使用以及對眼部的按摩，眼袋絕不會早早找上你。
4. 日常飲食也要多加注意。多吃胡蘿蔔和芹菜，或者咀嚼口香糖，都可以對面部肌膚的改善產生物理作用和營養均衡作用。富含膠質、優質蛋白的食物，動物的肝臟及番茄、馬鈴薯等食物都可以多吃一些。臨睡之前不要吃得太鹹，也不要大量飲水。甚至還要注意自己睡眠姿態，不要讓枕頭過低，否則極容易形成眼袋。

值得注意的是，眼袋也有真性及假性之分。假眼袋如果不多加注意和保養，這種下眼皮的臃腫、鬆弛、下垂還會隨著年齡的增長而日漸明顯，最後會演變成再無法改變的真眼袋。

心中有「數」：

在平時，如果戴隱形眼鏡，戴的時候盡量避免拉開下眼皮，也不要多揉眼睛。只有從最小的細節開始注意，才能保證衰老的煩惱不會過早糾纏上來。

每天至少眨眼 200 下可預防紅血絲

我們都有過這樣的感受，假如前一天晚上沒有睡好覺，早上起來後眼睛總是會感覺澀澀的，甚至布滿血絲，這是視覺疲勞的表現。眼睛疲累或者熬夜都會產生血絲。如果戴隱形眼鏡，鏡面沒有清洗乾淨或者手部未做清潔，也會造成細菌感染而產生血絲。

眼睛裡出現紅血絲是很難看的事情，但也是很容易處理的問題。最簡單的調理方法就是平時注意休息，有的人也會試探性的滴一些眼藥水，只要不是太嚴重的問題，嚴重的紅血絲基本上都應該可以消除。

但最簡單有效的方法莫過於每天至少眨眼 200 下，這要在固定的時段內集中完成。200 下的眨眼動作完成後，透過眼皮的運動可以使得包括眼球在內的眼睛所有部位都得到有效的緩解，加速血液循環，可以改變紅血絲的問題。

但這只是治標不治本的方法。產生眼睛疲勞的原因多是長時間看近處物體而導致的，患者感覺眼內發脹、發痠、灼熱；嚴重時可有頭痛、頭暈、注意力大不集中，甚至出現噁心、嘔吐等症狀，是絕對不能夠小覷的。尤其是對於上班一族和青少年學生來說，這是多發症，也是無法避免的現象。

因為工作和生活的原因，紅血絲出現的機率要明顯比其他人高出許多，所以這一群人就更應該注重平時的保養了。預防紅血絲出現，首要的關鍵點就是避免眼睛出現過度疲勞。在平常的飲食中，多加入一些營養眼睛的食物，不但可以緩解紅血絲的問題，還可以消除眼疲勞。

平時多吃些粗糧、雜糧、紅綠蔬菜、薯類、豆類、水果等含有維他命、蛋白質和纖維的食物，能夠有效的改善眼部疲勞，並可以促進眼部肌肉和血液的代謝速度。因為這些食物中富含有豐富的維他命 A，可以預防眼乾、視力衰退和夜盲症，維他命 B 群則為視覺神經提供了最為豐富的營養成分。芝麻、大豆、鮮奶、小麥胚芽等食物，都是不錯的選擇。

長期坐在電腦前面，可以在茶水中泡一些枸杞飲用，它能產生清肝明目的作用，枸杞含有豐富的胡蘿蔔素、維他命、鈣、鐵等，是健康眼睛的必需營養。而回到家後，把枸杞和米一起熬成粥，再加進去一點白糖，服下後也能夠保護視力。

長時間久坐在電腦前面，要每隔一小時就要休息五分鐘至十分鐘，盡量讓眼睛離開電腦眺望遠方。此時可以用雙手輕輕揉按一下眼眶的周圍，轉動眼珠，多向左右兩邊看，讓眼球有一個更加充分的活動範圍。

也可以簡單做一下保護眼睛的小按摩：

1. 自然閉上眼睛，雙手握拳，大拇指彎曲，用拇指背輕擦上眼皮；
2. 用拇指和食指抓住眉心，然後突然放開，再抓，再放開。

然而，對於大多數人來說，眼睛出現紅血絲或許只是因為晚上沒有睡好。充足的睡眠是消除眼睛疲倦的最佳方法，這就要注意在睡覺之前不要喝太多的水，睡覺的時候盡量採用仰臥。平時多注意讓眼睛休息，眼睛也需要「假期」，緩解眼睛疲勞的最佳方式是讓眼睛休息。

雖然眼睛出現紅血絲只是視力疲勞的表象，但如果眼睛長期處於緊張狀態得不到調節的話，不僅會導致視力下降，甚至會引起結膜炎、青光眼、近視眼，還容易使人過早形成白內障。

心中有「數」：

眨眼頻率由正常的每五六秒鐘眨眼一次，降到每十秒甚至二十秒一次。每天特意眨眼 200 次，有助於清潔眼睛，並給眼睛小小的按摩。哪怕是在你打電話的時候，也可以透過這種方法有效緩解眼睛疲勞。

第五章　不覓仙方覓睡方——「數」說睡眠中的養生智慧

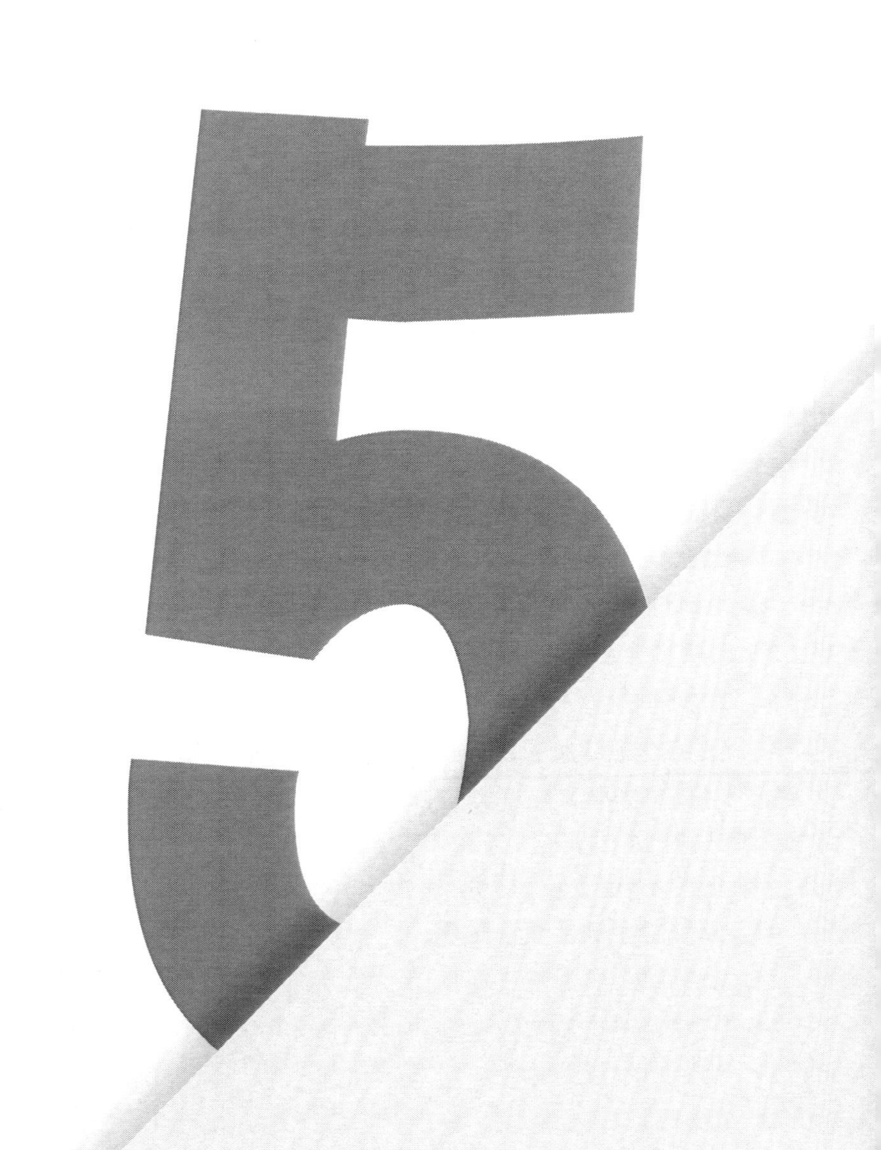

二十四小時的睡眠週期

睡眠是恢復體力、養足精神的最佳方式。既然睡眠是人體必經的一種運行方式，當然也必須遵守二十四小時的週期，在該睡覺的時候睡覺，該起床的時候早早起床。

透過上文的詳細講解，我們也都明白了人體的活動週期是和日夜相平衡的，約為二十四個小時。這是健康人體的生理韻律，在不同的時間點，尤其是在晚上的睡眠時間中，肝、膽、肺、皮膚等才得以高速自我修復。

這就不得不養成一個良好的睡眠習慣。我們體內都有一個生理時鐘，它根據我們的生活習慣調節而成，但生理時鐘並不等同於生活規律，兩者很有可能是相逆的。所以在養成良好睡眠習慣的過程中，要注意給自己的生理時鐘調整好時間，使我們的身體在每天二十四小時的時間中對工作、休息都有一定規律的掌握。

最佳的睡覺時間是晚上十一點至清晨五點。在這個時段中，細胞分裂的速度要比平時快，這時肌膚對護膚品的吸收率極強，若使用富含營養物質的滋潤晚霜及保溼乳液，能使皮膚保養和修復達到最佳效果。愛美的女性尤其要注意這一點，晚睡是皮膚的致命殺手。

在上文經絡的章節中，我們也詳細提到在這一時段中保持正常睡眠的重要性，所以不論是男性還是女性，只要你想要保持一個健康的身體，就應該讓自己在晚上十一點以前進入夢鄉。

但也有很多人反應說，晚上經常失眠或者睡眠品質不好，這其實就有必要了解一些關於睡眠週期的內容了。

睡眠本身也存在著一個生物韻律，在大約九十至一百分鐘的睡眠時間中，會經歷一次由五個不同階段組成的週期，其分別有入睡期、淺睡期、熟睡期、深睡期、快速動眼期。在這五個階段，人體有不同的反應：

入睡期是睡眠的開始，昏昏欲睡的感覺就屬於這一階段。此時腦波開始變化，頻率漸緩，振幅漸小。

熟睡期則開始正式睡眠，但仍然屬於淺睡階段。此時腦波漸呈不規律進行，頻率與振幅忽大忽小。

到了快速動眼期後，因為腦波出現了與清醒時相似的高頻率，睡眠者通常會有翻身的動作，並很容易驚醒，似乎又進入第一階段的睡眠。有趣的是，此時也正是最容易做夢的時間。

掌握了這一睡眠週期後，就不必要再為半夜夢醒而困惑了，更不必為此而感到壓力。想要保證好的睡眠，只需要放鬆身心，做到以下幾點：

- 制定有規律的作息時間。
- 不要睡前吃東西，否則消化系統的運行會嚴重打亂睡眠狀態，尤其不要喝喝提神的飲料，像茶、可樂、咖啡等。
- 記得要關燈睡覺。否則我們的身體會把外部光源誤認為是判斷時間和溫度的依據，進而影響到睡眠品質。
- 堅持鍛鍊，避免過大壓力。由此，你會發現，給自己調養一個健康的睡眠週期，其實也不是困難得無法實現的事情。

心中有「數」：

人體通常都會在一定的時間中完成至少一次完整睡眠狀態，即便你沒有甦醒，我們的身體也會自動把該狀態循環一次。也就是說，即便你足足睡夠了八個小時的時間，但並不等於你在沉睡狀態中休息了八個小時。

成人每天六至七小時的睡眠

我們大多數人都存在著一個錯誤觀念，認為這八個小時要在晚上的睡眠時間中統統補回來。其實，八小時的概念只是一個統稱，並沒有嚴格的時間界定，即便你沒有睡夠八個小時，但已經感覺恢復了精力，這樣的睡眠也有足夠的效用。

很多人都知道，我們每天需要有八個小時的充足睡眠時間，才能讓身體從疲勞中徹底恢復過來。長時間睡眠不足的人，會增加肥胖以及糖尿病、高血壓、冠心病等重大慢性病的發生率。成人一般每日保證八小時睡眠即可，孕婦等特殊族群因為營養體能消耗過大、易疲勞等原因，可比平時多睡一小時，同時還需堅持睡午覺，但不要超過兩小時。

美國加州大學聖地牙哥藥學院和美國癌症學會曾經花了六年的時間，對100萬人進行了追蹤研究，這些人的年齡介於30～102歲之間，結果發現一個足以推翻既有結論的問題。研究發現，那些每天只睡六七個小時的人，卻比睡覺超過八小時或者少於四小時的人死亡率要低很多。即使是每天只睡五個小時，死亡率也要遠遠低於八小時。最長壽的族群每天的睡眠時間只有七小時。

因而，相關的醫學專家也提出了結論，成年人每天的最佳睡眠時間只要保持在六至七個小時就已經足夠。由此，我們多年來一直慣於認為的八小時睡眠時間也終於得到了糾正。

其實，在現實生活中，很多人都無法睡足八個小時的時間。80%正常成人睡眠時間為七至九小時。睡眠時間過長或者過短，都會增加罹患冠心病和糖尿病的風險。七小時睡眠，是具有最低死亡風險的睡眠方式。

以人體的運行規律和生理時鐘調節來看，如果沒有上夜班或者輪班的特殊工作要求，最好是在每天十一點以前上床進入睡眠狀態，早上五至六點起床，睡眠時間正好是六七個小時的時間。只要保持在這一段時間中處於休息的狀態，就足以恢復第二天所需要消耗的體力。而且，早起也有助於清醒神智，並不是一些人認為的睡不夠、睡不醒。往往越是貪戀溫暖的被窩，就越容易讓自己的大腦陷在睡眠狀態中無法自拔。

但這也不是說每天需要睡足八個小時的觀念是錯誤的。這是因為，人體的睡眠時間不僅僅是在晚上。但從養生的角度來講，每天是需要睡「子午覺」的。子覺，無疑就是晚上的睡眠時間；午覺，是指中午的休息時間。每天中午休息半小時到一小時左右的時間，足以讓下午的工作更具有效率。俗話說：

「中午不睡，下午崩潰。」雖然有些調侃，卻也說得很有道理。

據此，不論你是否是失眠者，再沒有必要為了自己每天是否睡夠八個小時而憂心忡忡了。

心中有「數」：

為保持良好睡眠，要養成良好的生活習慣。睡前三至四小時停止進食，晚餐應易消化；睡前四至六小時，遠離咖啡、酒精、尼古丁，營造良好的睡眠環境；保持固定的入睡、起床作息時間表，加強生理時鐘的作用。

我們需要額外的睡眠時間僅僅為六十分鐘

睡眠時間因人而異。一般而言，體力工作者明顯要比腦力工作者需要更多的睡眠時間，工作壓力較大的人自然也需要更多的休息時間去緩解疲勞。並且，睡眠時間和年齡以及體質有著密切的關係。

在保證了晚上的睡眠時間和睡眠品質後，我們其實還需要有額外的睡眠時間，以便恢復和保存精力。這個時間，約在六十分鐘左右。

在嬰幼兒時期，每天需要睡足十二至十六個小時的時間；在兒童時期，每天需要睡足八至十二個小時；在青少年時期，每天需要睡足八小時的時間；及至長大成人，每天其實只需要睡六至七個小時；人到中年之後，睡眠時間縮短到了五至六個小時；當逐漸步入晚年時，睡眠時間將會明顯少於六個小時。當然，這些都不是完全絕對的數字，睡眠時間還要根據每天的活動量來定。

即便是對於生活已經日漸趨於穩定且逐漸形成規律性的成年人來說，也並不是每個人都能保證晚上睡夠六七個小時。根據體質的不同，有的人即便只睡三個小時一樣能保持充足的精力，但對於大多數人來說，在經過了辛苦工作後，尤其是在午飯後，往往需要小憩一會兒來讓自己的大腦和身體從疲勞狀態中恢復過來。這就是我們通常所說的午睡時間。

我們都有這樣的感受，當還沒有睡醒的時候被人叫起時，往往有點迷惘的感覺，甚至一整天都會感覺睏。但如果你睡得過多了，這種情緒低落、頭暈眼花、不想做事的懶洋洋的感覺一樣會纏著你不放。這其實是睡眠紊亂在作怪，和身體的睡眠週期有密切的關係。

在上文我們也提到，當睡眠到達一小時的時候，人其實已經很容易進入深度睡眠的狀態。其實，晚上有足夠時間讓我們來進行身體的調養，額外的睡眠時間只是一種對身體的補償。每工作四個小時的時間，我們的身體其實就需要有一個完整九十分鐘的睡眠週期。但這並不是不可或缺的，尤其是在面對下午大量的工作時，如果睡足九十分鐘不但會耽誤大量的工作，更有可能讓自己的身體如同晚上睡眠一樣開始無限制循環睡眠週期，造成睡不醒的狀態。

其實，睡過九十分鐘之後，有四小時你會處於活躍狀態；如果睡了兩個睡眠週期，即僅僅三小時，你就能夠工作八小時，這已經是一整天的工作時間了。根本沒有必要再為是否有足夠的額外睡眠時間而苦惱，僅僅把午睡當做是一種很自然的習慣行為便足夠。

心中有「數」：

需要提出來的一個強烈建議是，當我們衰老了的時候，就需要回到這個習慣上來。超過五十歲的人每天睡午覺，可以補充晚上睡眠時間缺乏的情況，也能有效延緩腦部衰老。

入睡的最佳時間是晚上九點到十一點

人體的「生理時鐘」在晚上十點至十一點會出現一次低潮，這時，人的體溫、呼吸、脈搏及全身狀態都處於一天的最低點。因此，睡眠的最佳時間應該固定在晚上九點到十點之間。

晚上入睡的最佳時間是在晚九點至十一點的時間。這是在提前為十一點之後進入睡眠狀態做準備，是身體經絡運行所致，這些在上文都有提到。睡眠是一個由淺入深的過程，深睡眠幫助人體解壓，夢睡眠有助於恢復記憶力。如果睡眠習慣不良、深睡眠時間太短，大腦無法解壓，就會感覺還沒睡著一樣。

任何時候都不能小覷睡眠這件事情，為了晚上能進入睡眠狀態，在九點至十一點的這個時段中，要為睡眠做好充足的準備工作。尤其是對於較容易失眠的人來說，更應該重視這個時段。

第一，晚飯對睡眠來說是很重要的一餐。這時候應避免吃難消化或刺激性食物，飯後睡前也要避免過多的運動。

第二，要刷牙洗臉擦身體。晚上刷牙不僅可清除口腔積物，並且有利於保護牙齒，對安穩入睡也有幫助；電視看完後，洗洗臉、擦擦身，以保護皮膚清潔，使睡眠舒適、輕鬆。

第三，如果是女性朋友的話，要注意多梳頭。因為我們頭部的穴位比較多，透過梳理可以按摩以及刺激血液循環的作用。一早一晚用雙手手指順著頭髮梳理，提高大腦思維和記憶能力，促進髮根營養，保護頭髮，減少掉髮。尤其是在睡前梳頭，能夠消除大腦疲勞，讓你提早進入夢鄉。

第四，睡覺前如果能夠出去到公園裡散步十至二十分鐘，就能讓身體的血液循環提升至體表，這對皮膚是最好的保養。然後在睡前喝一杯加蜜的牛奶，不僅有助於保持血糖平衡，而且還能夠避免早醒。

第五，睡前閱讀要適量。但在躺在床上之後，要盡量避免看書看報或者思考問題。此時應該盡量減少大腦的思維活動，以便較快進入到睡眠狀態中。而且，躺在床上閱讀，還會對眼睛產生極大的危害。

第六，睡前可以用水溫在 40℃～ 50℃的溫水泡腳，注意按摩腳心和腳趾。我們腳上存在著和五臟六腑有關的六十多個穴位，若是每天都能用溫水泡泡腳，可以促進氣血運行，不但舒筋活絡，更有利於恢復陰陽平衡。睡子午覺，就是在尋求陰陽平衡。

第七，睡覺時還要注意不要打開窗戶，以免過涼的夜風引起感冒等疾病。窗戶要微開，以保持室內空氣流通。睡覺的時候更不要用被子蒙住頭。

有一個有關睡眠效率的測量方式，測算一下自己睡眠的效率是多少。這個計算公式是：睡眠時間 / 臥床時間 ×100%。這裡的睡眠時間指的是實際進入睡眠的有效時間。如果躺在床上的時間是八小時，但只睡四小時，睡眠有效率只有 50%。所以，勸告所有有失眠症狀的人，即便是睡不著，也不要賴在床上休息，這對養足精神其實並不幫助，反而會浪費更多的時間，徒增焦慮。

心中有「數」：

在晚上九點至十一點的時間中，你需要做的事情有很多，但目的只有一個，那就是安心睡覺，除此外，再沒有胡思亂想的必要了。

午休的時間最好控制在三十分鐘左右

午休，可帶來身體和精神兩方面的放鬆。它和夜間的睡眠一樣，不僅可以消除白天工作時的緊張，還可以消除煩躁並保持良好的情緒。另外，午休還可以彌補夜間失眠造成的負面影響，進而提升下午的工作效率。

尤其是在天氣炎熱的夏天，天長夜短，晚上往往睡不夠，加上氣溫較高，人們夜晚的睡眠品質一般都比較差，很多人在白天特別容易犯睏。午休就更顯出了不可缺少的必要性。有些人此時會適當延長午休的時間，沒想到不但沒有振奮精神，反而還可能變得疲勞。

不論是在什麼季節，午休都不是時間越長越好。其實午休只要控制在二十至三十分鐘左右的時間中，就足夠了。要注意的是，午飯後需隔十分鐘再躺下，睡前要記得先喝一杯水，睡二十、三十分鐘就可達到舒緩身體、養護大腦的目的。長時間午睡不但無法達到休息的目的，還極易導致人體生理時鐘紊亂。另外，原本有「高血脂」的亞健康族群，長時間午睡還會增加患中風的機率。

別小看這簡單的午休，也是有極多講究的。對於午睡問題，很多人都很迷茫，不知道午睡的時間和午睡的方法，這樣就造成了人的一些疾病發生，所以午睡是件很重要的事情，需進行健康午睡。

上班或者上學的人習慣在中午的時候趴在桌子上睡一小會兒。但在辦公桌子上趴著，午睡很長一段時間，可能會影響血液循環和出現腦供血不足引起的現象，甚至會導致頸椎病和面癱。中醫上有句話叫做「正氣存內，邪不可干。」是說只要身體裡的正氣足夠，就不會受到外部邪氣的影響。現在的人們工作和學習壓力都比較大，又因為長期熬夜而造成體內虛弱、身體的免疫力下降，如果午睡時環境溫度過低，或者直接用電扇對著頭部吹，都有可能引起面癱等情況的出現。

即便是只有三十分鐘的午休時間，也要盡量採取仰臥在床上的方式，或者使用靠枕，採用背靠姿勢入睡。如果你的座椅沒有高靠背，也可以用七至十公分高的軟枕或者衣服墊在手臂下入睡，千萬不要直接把胳膊枕在硬桌面上睡覺。否則睡醒後，你會明顯感覺到手腳痠麻，甚至還會出現頭暈眼花的症狀，這是很危險的。

另外，還需要注意的是，睡前的午飯不要吃得太飽、太油膩。過量的油膩食物會增加血液黏稠度，增加患上冠狀動脈病的機率，還會加大腸胃的負擔。飯後，血液會彙集到腸胃處進行消化，這會在一定程度上造成血壓下降，減少大腦的供血量和供氧量。此時容易犯睏也是正常的生理現象，但一定要在稍事休息之後才可入眠。睡覺的時候，要保持頭高腳低、右側臥位的方式，以免心臟部位受到過重的擠壓。這一睡覺姿勢還對避免打鼾有奇效。

午休醒後需要輕度活動，即慢慢站起，再喝一杯水，以補充血容量，稀釋血液黏稠度。不要馬上從事複雜和危險的工作，因初醒時常使人產生恍惚感，待稍微緩解後再工作。

心中有「數」：

醫學科學家研究觀察，每天午睡三十分鐘，可使冠心病發生率減少30%。研究者認為，地中海各國冠心病發生率較低與人們的午睡習慣是分不開的。而北歐、北美等國家冠心病發生率高，其原因之一就是缺少午間睡眠。能不能掌握住健康的要訣，或許就在中午這短短的三十分鐘上。

健康睡眠四注意

以我們每個人每天睡八個小時的時間來計算，平均一生之中就有 1/3 的時間是在睡眠中度過的。再除去我們其他零碎的時間，這一天中恐怕再沒有第二件事情能和睡覺在專一性和時間持久性上做對比了。睡眠品質的好壞和時間的長短，和人們的生理以及心理健康息息相關。

雖然我們每天都在睡覺，可是你是否曾經注意到和健康睡眠有直接關係的四個要素？

1. 睡眠的用具很重要

雖然我們睡覺都是在床上，但床和床之間也有著很大的區別。

首先是床的擺位。因為地球自轉的原因，床在擺放的時候都以南北向最為合適。人睡覺的時候，要頭向北腳朝南，這樣做可以使人體最少受到地磁的干擾。

床鋪的軟硬要適中。過硬的床會讓我們的身體很難接受床板或床墊對身體的刺激，而使得晚上難以進入更為舒適的睡眠狀態，最常見的表現就是不得不時常翻動身體。醒後也容易出現全身痠痛的症狀。床鋪也不要過軟，過軟的床尤其對老年人和小孩不適宜，容易使脊椎彎曲變形。

枕頭一般以比使用者的肩膀高出約十公分左右為宜，過低的話容易造成頸椎生理骨刺，過高不但枕著不舒服，還很容易出現落枕的現象。尤其是在夏天的時候，枕頭要經常翻晒，避免因為細菌過多而晚上睡覺時會產生親密的口鼻接觸，增加肺病感染率。

2. 睡覺的姿勢也要做調整

因為五臟六腑在腹腔內各有各的位置，所以在睡覺的時候選擇什麼樣的姿勢，對器官的影響十分明顯。選擇舒適的睡位，有助於安睡，更有助於健康的恢復。

有心臟疾患的人，最好多右側臥，以免造成心臟受壓而增加發病機率；腦部因血壓高而疼痛者，應適當墊高枕位；肺類病病人除墊高枕外，還要經常改換睡側，以利痰涎排出，胃脹滿和肝膽類疾病者，以右側位睡眠為宜；四肢有疼痛處者，應力避壓迫痛處而臥。

但這也不是絕對的。你晚上睡覺的時候在保持這種姿勢，但因為睡眠週期在發揮作用，所以半夜醒來後會不自覺轉換姿勢。此處提醒的目的在於，要有意識偏向於正確的姿勢睡眠，以利身體健康。

3. 睡眠的時間很重要

睡眠的時間的長短是因人而異的，但總體應該保持七至八個小時左右。有些人入睡快且少夢，那麼睡眠的時間可能會相應短一些；入睡慢且淺，並且夢多的人，可能遠超過標準的睡眠時間後也還是會犯睏。由於每個人有不同的生理節奏，在睡眠早晚的安排上要因人而異！但順應自己生理節奏無疑是必需的，這有利於提高工作效率和生活品質，反之則對健康不利。

4. 很少有人會關心自己的睡眠環境

殊不知，睡眠的好壞和睡眠環境之間的關係十分密切。在 21℃～ 26℃的溫度中，人類是最容易進入到睡眠狀態中的。如果屋內有吸菸的殘留煙霧，或者是居住在具有高頻電磁輻射源附近的人，晚上都很難進入深層的睡眠。

心中有「數」：

這四點內容雖然並沒有太多的技術含量，但卻總是被人們所忽視。若能掌握科學睡眠的四要素，則能有效的提高睡眠品質，以更充沛的精力投入工作。因為只有科學睡眠，才是現代生活對人們提出的新要求。

三招改變臥室微環境

睡覺並不是簡單的閉上眼睛就能夠完成的工作，它其實是一件需要細心去揣摩和準備的事情。尤其臥室環境更與睡眠息息相關，每一件器物都可能會影響到我們的睡眠品質。

美國科學家曾經進行過一項調查，結果顯示，只有42%的人確認自己晚上可以得到一個相對較高品質的睡眠。那些自認為睡眠品質不好的人說，床墊和枕頭是干擾他們睡眠的最大因素。還有不少人認為，床單和被褥的舒適度也很關鍵。這些都是存在於我們臥室中的器具，是在這個微小的環境中對我們的睡眠有關的。

或許，僅僅需要三招，就能讓你改變臥室微環境，徹底過上睡好覺的日子。

1. 枕頭要和我們的脖子以及頸椎360°貼合，即不論仰臥還是側睡都能讓頸部保持正常的生理弧度。一般來說，枕頭的高度為十公分左右，在這個高度下，不論用什麼樣的姿勢睡覺，都能讓頸椎部位得到充分的休息。而枕頭的填充物 —— 枕芯要輕而鬆散，並且具有較高的可塑性，能夠將頭部對枕頭的壓力平均分散。
2. 選擇被子的首要要素是輕鬆、保溫和透氣。被窩的溫度過高，會致使身體流出更多的汗液，進而導致水分缺失，並容易讓被子滋生蟎蟲；如果溫度過度，就會引起身體的自我保障機制，這會成為干擾睡眠的一大原因。同時，被子也不要過於厚重，否則會致使血液循環不良，極容易誘發心腦方面的疾病。

3. 木板床是最好的選擇，沙發床則是最差的選擇。選擇床具的時候，要以人體的二點五至三倍寬為最適宜。太窄的話，翻身不是很方便；太寬的話，在心理學上會讓人產生不放心的心理，進而在潛意識中影響到睡眠。高度以略高於膝蓋為佳。床底下要有一定的空隙，保持通風，避免潮氣滋生，否則就很容易引起腰痠背痛。

最理想的床應以床面軟，有利於肌肉的放鬆和解除疲乏，使渾身達成休息，但又符合脊柱的生理曲度為最佳。在硬板床上加一個五至十公分厚的軟墊即可達到以上要求。

睡覺的時候，要盡量使臥室保持相對昏暗一些。因為人體會根據燈光或陽光的強弱而調整自己的狀態，進而把我們從睡眠中喚醒過來。開燈睡覺，會在不知不覺中破壞體內掌控睡眠機制的「褪黑激素」的正常分泌，進而會毀壞我們對於身體晝夜的正常感知，使得睡眠變得毫無規律可循，不但能破壞免疫力系統，更能夠加速人體衰老。

除此外，讓室內保持涼爽的氣溫，睡覺區保持相對安靜，確保空氣清潔以及遠離過敏源等等小細節，都有助於你快速進入睡眠狀態。

心中有「數」：

所謂微環境的改變，每一步都是在為睡眠做準備。你只需要對臥室進行調整到讓你感覺最舒服的狀態，那麼今天晚上睡一個好覺也將是輕而易舉的事情。

最適宜睡眠的臥室溫度應在 21℃～ 26℃

人體的溫度在大腦的調節下是可以隨時改變的，當進入睡眠狀態時，人體的溫度會比正常時要低，此時就更需要透過外界環境來替身體保溫。

人在睡眠狀態下，身體的整體機能都是出於相對平靜的狀態中。又因為在這個時段沒有進食產生熱量，也不會因為有劇烈運動而讓身體內的血液沸騰起來，所以睡眠時的外界溫度對人體的影響很大。

如果溫度過高，人體就會因為燥熱而從沉睡中強行甦醒過來，從而嚴重影響到了睡眠品質。如果室內溫度過度，則會高強度的刺激神經並產生興奮感，我們的身體會明顯感覺到發冷，這同樣也是不利於睡眠的。

最適宜的睡眠臥室溫度應該在 21℃～ 26℃。

不過我們依舊可以透過運用現代手段對室內溫度進行調節。如夏天天氣過熱的話，可以適當打開冷氣和電風扇以及開窗來降溫，冬天則有暖氣、電暖爐等方式說明取暖。只要讓室溫恆定在 21℃～ 26℃這個範圍之內，就有利於在晚上做個好夢。

關係到睡眠品質的不只是溫度一個因素，空氣的品質如何也在很大程度上決定著你能否進入到更深層次的睡眠中。

首先是空氣的溼度問題，這也是大多數人極容易忽略的一點。空氣的溼度指的是水分在空氣中所占的比例，空氣的溼度過高或者過低都不利於人們的睡眠。如果空氣中水分含量過高，就會嚴重妨礙人體內汗液的正常排出和散發，使得體溫無法透過汗液蒸發的方式下降，進而依舊會造成大腦對體表溫度感知過高，促使我們從睡眠中甦醒過來，由此還會產生頭昏腦脹的感覺。如果室內空氣溼度過度，即相對乾燥，就會造成皮膚乾、緊。尤其是在一些城市，冬天屋內都有暖氣，因為室溫較高而促進空氣中水分的蒸發，進而導致室內空氣溼度過低，受此嚴重影響的人在醒來之後會感覺到口乾舌燥、喉嚨發疼。在冬天，給室內備一款空氣加溼器是不錯的選擇。

而最適宜睡眠的室內空氣溼度在 60%～ 70%的區間範圍內。

其次便是空氣的品質問題。我們晚上在睡覺的時候，如果房門和窗戶都緊閉的話，會嚴重阻礙空氣流通，造成室內氧氣不足。又因為睡眠時透過呼吸而大量排出二氧化碳，致使室內缺少足夠的新鮮空氣。人在睡眠的時候，也是需要新陳代謝的，也是需要氧氣補充的。當氧氣含量減少，二氧化碳的成分逐漸增多時，不僅不利於身體的新陳代謝活動正常進行，而且也很難讓人從疲勞狀態中恢復過來。

最後，室內空氣汙濁還容易產生各種異味，在睡覺的時候也會有不舒服的感覺。可以透過開窗、空氣清新機、風扇等來保持室內正常的空氣流通。另外，也要盡量避免在臥室內放置一些容易產生異味的食物，以保持室內空氣的清新。

心中有「數」：

尤其要注意的一點是，不要在臥室內種植花草。雖然植物透過光合作用可以釋放氧氣，但在無光的環境下植物只會進行呼吸作用，其進程和光合作用是完全相反的，是呼出二氧化碳的過程。如果在臥室內養殖了花草，晚上睡覺時間只會讓室內的空氣更加汙濁。

七步驟趕走失眠症

失眠，是困擾人類的一大難題。失眠是指無法入睡或無法保持睡眠狀態，導致睡眠不足，又稱入睡和維持睡眠障礙，為各種原因引起入睡困難、睡眠深度或頻度過短、早醒及睡眠時間不足或品質差等，是一種常見病。據此得出的結論是，失眠是一種需要治療的病，應該引起所有人重視。

通常來說，晚上失眠的人第二天都會感覺到暈頭轉向。而有一些失眠者會認為，早晨時候在床上多躺一會兒或許對睡眠不足的症狀有所緩解。這其實是個很錯誤的想法。經常失眠者，需要比常規的起床時間早一小時。此舉既可以使我們從昏沉的狀態中清醒過來，以便展開新一天的工作，又能夠為第二天晚上睡覺做出更充足的準備工作。

但失眠的意義遠不止於此。失眠是由於情志、飲食內傷，或患病及年邁，稟賦不足，心虛膽怯等病因，引起心神失養或心神不安，從而導致經常不能獲得正常睡眠為特徵的一類病症。所以想要徹底根治失眠症狀，最需要的是調養身心。

日常的調理方法為：

第一：盡量避免熬夜，在晚上十一點以前要上床睡覺。養成早睡早起的好習慣。

第二：睡前不要喝濃茶或者咖啡之類醒神的飲料，可以喝些牛奶、淡淡的綠茶，可以產生幫助神經系統快速放鬆的作用。

第三：失眠會導致黑眼圈，睡前可在眼周塗些維他命，不僅可以淡化消除黑眼圈，還能預防魚尾紋。

第四：飲食也很重要。日常要多食用紅棗、薏仁、玉米、小米等補氣血的東西做的粥或者糖水。失眠的人多氣血不足而導致身體發虛，所以食療是最好的補身體的方法。

第五：睡覺的時候，可以適當採用一些有助於睡眠的小方法，如：睡前可以把手疊放在小腹上，採用腹式呼吸，把注意力轉移到小腹，可以配合默念數數，能夠很快的入睡，而且還有瘦腹部的功效。

第六：睡前泡腳。水溫不需要太燙，泡腳至額頭上略微有微汗滲出為佳。如果能在泡腳盆中放置一些有助於運動按摩的磨腳石，可以促進血液循環以改善晚上的睡眠品質。切記的是，泡腳的水一定要漫過雙腳腳踝上突出的骨節。這裡是身體的「命門」，溫水超過這個高度，才等於是打開了命門，讓整個身體的血液循環暢通起來。

第七，睡眠的環境也很重要。睡覺時，需要有一個相對安靜的環境。一般說來，在睡眠時能夠接受的聲音應在 45 分貝以下，如果大於或者等於 45 分貝就對入睡產生很大影響。可以在臥室的牆壁和窗戶上採取一些隔音的措施。睡覺時盡量關閉所有電源，避免因為電器產生的噪音而影響到睡眠品質。

俗話說，失眠一個晚上，一個月都補不回來。失眠是心的問題，心神不寧容易產生失眠。但失眠更是身體的問題，同樣也是需要從「口」入手來進行調整的。因此，下面針對不同的失眠症狀提出了不同的應對方法。

- 熱痰擾亂心神的失眠，以化痰為主，可以吃杏仁，或者將杏仁加水打成汁，加熱喝。不加糖最好，因為糖會引起痰溼。

- 肝火擾亂心神的失眠，多表現為煩躁、多夢、口苦，此時要多喝不加糖的玫瑰花茶。
- 陰虛火旺造成的失眠，表現為頭暈耳鳴、手腳心發熱，嚴重了還會在夜間盜汗，需要以小麥糯米粥來補陰補氣。
- 入睡慢、入睡輕、容易醒，醒後不易睡著等失眠症狀是血虛的表現，證明身體中的血不養心，此時補血養心是關鍵。桂圓最養心血，蓮子最養心氣，喝桂圓蓮子茶是最好的選擇。桂圓和蓮子按 2：1 的比例煮水，水開後半小時以上，加適量紅糖。喝湯水，吃蓮子和桂圓肉。
- 遇到交感神經問題導致失眠時，可喝少量紅酒有助於睡眠。睡覺的時候放一盤青蘋果在床邊，也有助於放鬆，緩解失眠。做深呼吸、冥想等潛意識的互動，也都有助於改善睡眠狀況。

經過以上這些方法調理之後，依舊存在失眠問題的人，最好到醫院進行一次全面的身體檢測，甚至還需要到心理診所去諮詢情志方面的原因。失眠只是表象，其背後還有更多的代表意義，所以千萬不要小看失眠這件事。睡不著覺事小，影響到身體健康就是大問題了。因為在養生的道路上，求睡方的重要意義從來不亞於任何求仙之方。

心中有「數」：

很多人其實都把失眠當成一個單獨的病來看待，這是嚴重錯誤的。實際上，患者出現失眠症狀，尤其是三個月以上反覆多次失眠，可能是多種潛在疾病的一個訊號。

第六章　七情不可過，過猶不及——「數」說心理中的養生智慧

心理健康的基石 —— 人類的六大基本需求

一個健康的人生，不應該只有健康的身體，心理健康同樣是不能忽視的。從廣義上講，心理健康是指一種高效而滿意的、持續的心理狀態；從狹義上講，心理健康是指人的基本心理活動的過程內容完整、協調一致，即認知、情感、意志、行為、人格完整而協調，能適應社會，與社會保持同步。

心理健康其實只是指我們長期在高壓工作和生活下形成的一種情志。

要論心理健康，就不得不先提到人類的六大基本需求。只有滿足了這六項基本需求，才能為心理健康打下堅實的基礎：

人類的第一大基本需求：愛的需求。

愛是人類區別於其他動物的根本。這是我們自身和其他人之間相互聯繫的紐帶，是彼此相互關懷的基礎，是組成群體和社會的根本。

愛，不僅僅只是指男女之間的情愛，它包括的範圍更加廣泛，從對父母子女的愛，到對身邊朋友的愛，甚至可以上升到對國家的愛，這都是人類對自己情感的表達。當一個人能夠完全實現自己表達愛的權利，並且也同等享受到了被愛的幸福後，他的內心才能夠感知到認同和被認同，能讓自己體會到在社會和群體中的價值所在。

人類的第二大基本需求：對安全感的需求。

不論何時，安全感是隨時隨地都被需求的。對大多數人來說，感覺確定性即是充滿希望，我們都需要確定性，需要讓自己的生活處於可控範圍之內。人類自誕生之日起，就對未知充滿了恐懼。就像是小時候我們還害怕黑夜一樣，那是因為一旦失去了光照，我們根本就不知道在暗處究竟存在什麼東西，這是一種自我保護的機能，是自己的安全感在作祟。

父母在孩子從噩夢中驚醒時，給他們一個輕吻，便是在給孩子的安全感保駕護航。

當獲得了足夠的安全感時，也就是我們在讓自己主動遠離痛苦、增加快樂的時候。而借由內心的勇氣和信念取得確定性，便會對所得和所有感覺更加舒適。為了獲取這一份安全感，會促使我們更加努力奮鬥。

人類的第三大基本需求：表現創造能力的需求。

在獲取足夠安全感的過程中，就需要我們用自己的雙手透過創造的方式來表現自己的價值，從而獲得別人的認可，使得自己以工作來換取報酬，進而獲得安全感。人們表現創造能力的需求，是在社會化群體中逐漸形成的一種交換方式。想要獲得愛與被愛，想要獲得安全感，甚至想要獲得這個社會的認同，表現出來自己的創造力是必需的，這是作為一個社會人存在的根本。

人類的第四大基本需求：被認可的需求。

即便有了表現創造能力的需求，並且當該需求得到滿足之後，人類就會隨之而產生被認可的需求，這同樣也是社會化的產物。當一個人被他人、群體以及整個社會所認可的時候，他從內心上獲得的滿足感是任何事情都無法比擬的。這份滿足感，正是讓我們時刻保持更好的情緒去工作和生活的動力之源，也正是心理健康的一塊不可或缺的基石。

我們給予他人認可的同時，自身同樣也能夠獲得更好的滿足感。但此時要注意，尤其是對於孩童來說，認可並不等於過分誇耀，否則極容易把對方的心境引向另一個極端，造成不可挽回的後果。

人類的第五大基本需求：對新體驗的渴望。

渴望新體驗，源自於人類內心深處對於未知的恐懼。這並不是悖論。正因為恐懼，所以才會讓人體產生更多的具有冒險精神的腎上腺素的刺激。當這種刺激而帶來的快感越來越強烈的時候，對於未知的恐懼反而會轉化成想要透過創造新價值來實現對於未知的掌控，這也是人類社會不斷向前進步的形式。

沒有人喜歡一成不變的生活。不斷給他的生活增加一些新體驗，可以讓他感知到多方面的心理需求被滿足，是增加幸福感的有效方式。

人類的第六大基本需求：自尊心的滿足。

不論是何種需求，其實追根究柢都可以算作是人們希望自己的自尊心能夠得到滿足。這是發起一切社會活動的根本，同時也是一切社會活動的歸結點。當自尊心得到了滿足，也正說明他的心理活動都得到了有效的實施，即證明了自己存在的價值，又得到了親人、朋友以及社會群體的認可，是表現一個人是否心理健康的最典型的因素。

心中有「數」：

儘管有這六個方面的內容做基石，卻也依舊不能僅僅憑藉一或兩個方面就斷定我們自己或者他人的心理是否健康。但不可否認的是，每一個心理健康的人，在這幾個方面都能得到很好的滿足與呈現。這是心理養生智慧的敲門磚。

人類 76%的疾病都是情緒性疾病

美國哈里斯民意測驗所調查發現，89%的美國人都經歷過沉重的心理壓力。法國衛生部提供的數字顯示，法國年輕人的死亡原因中，成長速度最快的不是愛滋病，不是吸毒，也不是車禍，而是因心理壓力導致的自殺。情緒性疾病越來越成為當今社會的隱形殺手。

俗話說，病從口入。這是指生理上的疾病。但哲學上講，凡事都是內外因相互作用的結果，單純依靠內因或者外因都無法實現目的。而在這個過程中，內因卻起其決定作用的要素。對於我們的身體健康來說，外因就是我們慣常認為的引起身體疾病的各種外界因素，包括我們的吃穿住用行；內因則要從心理方面入手了。我們所說的心理問題，最常見的表現形式在情緒上。

因此可以說，情緒上的疾病，是引起身體的疾病的絕對根源。

有調查研究證明，人類所有疾病中的 76%，都是由情緒性疾病引起來的。這便是古人常說的「病由心生」。養生和治病的關鍵是消除負面情緒，培養健康心態。

生活壓力過大，似乎已經成為越來越普遍的現象。但是這一點依舊沒有得到更多人的重視，沒有人會把疾病歸結到壓力過大的問題上。即便有許多人因為不堪壓力而產生了情緒憂鬱等問題，但因為情緒性的疾病和生理疾病有著明顯區別，又不易被察覺，所以即便是有不少人已經墜入了痛苦的深淵，卻依舊找不到解決的方法。

英國心理學家大衛．豐塔納總結了壓力過度所產生的生理和心理後果。心理後果主要有：專心和注意力的範圍縮小、記憶力衰退、悲觀失望、自我評價迅速下降等。這些都屬於情緒性疾病，或許在情緒好的時候，它們又將消失不見。但更為可怕的是壓力過度所產生的生理疾病，其包括：腎損壞、糖尿病及低血糖病、精力衰竭、心臟病、胃病、頭暈目眩、心率紊亂、中風等。這是身體上的直接反應，而不單單是以憂鬱和焦慮的形式來表現心理疾病了。

而憂鬱和焦慮不僅僅只是產生不安、恐懼、愁苦、煩悶等情緒性的問題，當我們在為某一件緊張和憂愁的時候，常常也會伴有生理上的不適，如心跳加速、肌肉緊張、呼吸急促、胸悶、流汗、噁心、不思飲食、注意力渙散、尿頻、失眠等現象。可以說，情緒性疾病和生理性疾病是互為表裡的，不可能單單只談治療其中的某一項。

因此對於工作和生活節奏越來越快的現代人來說，如何保持心理健康以及有效控制情緒性疾病，是一件刻不容緩的事情。同理，治療生理上的疾病，也是一樣可以從心理上下手的。

以上班一族最常見的腸胃疾病和失眠為例，可以說明情緒和疾病的關聯：

患有腸胃疾病，多是因為工作造成的情緒問題和壓力過大，以及不定時的就餐習慣。此時要採取不消極不放縱的態度，遇到煩心事也不要喝悶酒、暴飲暴食，常保持開朗的心情和樂觀的態度，對腸胃病的恢復有很大的好處。要多吃蔬菜、少吃肥膩、油炸食品，同時工作忙的時候盡量少吃油炸小吃。

如晚上難以入眠的失眠症患者多是喜歡熬夜或者生活沒有規律的人，他們的生理時鐘是紊亂的，這和長期不良的生活習慣以及壓力過大不無關係，嚴重者還會引發高血壓等疾病。對策便是要適當休息，嘗試更多的方式放鬆身心，為不良情緒尋找一個適當的宣洩口，保持平和心態在治療過程中極為重要。

其實，我們只要平時多注意心理平衡，就已經掌握了打開健康之門的金鑰匙。

心中有「數」：

減輕心理壓力也有竅門，如：學會放鬆，陶冶性情，著眼當前，堅持運動，盡情發洩，勇擔責任，知足常樂，調換環境，休假旅遊等等，都是極佳的心理調節方式。

每天大笑十五分鐘可保護心臟

心臟作為我們身體中最重要的器官，一絲一毫的病變都可能引起致命的問題。保護心臟是刻不容緩的事情，但不必著急，我們在每一天都能夠輕而易舉做到。

美國《新聞週刊》曾發表了一篇文章稱，心理因素和心臟健康之間有著密切的關係。那些始終保持心情開朗的人，患有心臟病的機率小很多。因此，專家提出結論說，每天大笑十五分鐘，就可以明顯的對心臟有保護作用。

傳統醫學認為，心臟病的發生和不良的生活習慣有著直接的關係，如不健康的飲食、缺乏運動、吸菸酗酒等行為。而一些家族遺傳病史，如肥胖症、高血壓、糖尿病等，也都是引起心臟病的高危因素。但如果再往上溯源，除了一些遺傳問題外，所有這些可能導致心臟病發生的因素都可以透過使自己的心情開朗來改變，於是也等於間接減少了心臟病發生的可能性。

最常見的案例是，每當有大災難發生時，會有許多人在短時間內心臟病突發而死亡。1994 年美國洛杉磯地震後，在震後的數天時間內出現了一次死亡的高潮。經檢查，這些死亡的人們並不是因為外傷或者疫情感染等原因而致死，卻是相繼都死於心臟病。據統計，通常情況下，平均每天因心血管病而死亡的為十五點六人，而地震當天平均死亡五十一人。《新英格蘭醫學雜誌》對此的解釋是，精神緊張促使一些原本就有心血管疾病的人心臟病發作。

其實，這和現代醫學一直進行的關於精神因素和心血管疾病方面聯繫的研究項目不謀而合。在醫學界，有一個新鮮的名詞叫做「精神心臟病學」，指的就是因為精神上受到極大的刺激而引起突發性心臟病發生的狀況。

儘管災難性時間是個特例，但我們卻可以從中總結出規律。當在我們正常的生活中發生無法預期到、無法掌控的突變時，除了會給我們帶來精神創傷之外，還會因為突發事件造成長期的心理緊張以及壓力過大，這是誘發心血管疾病的主要原因。曾有人做過一項研究發現，焦慮程度比較高的人出現突發性心臟疾病的機率要比焦慮程度低的人高出四倍左右。因此，我們現行的聽心跳量血壓的檢查方式就需要與時俱進進行改革，必須要把心理因素加入進去。

不僅如此，憂鬱症患者發生心臟病的機率是正常人的兩倍之多，內心時刻處於緊張戒備狀態的人同樣也是心臟病的高發族群，要比正常人多出29%。

究其原因，也不難發現情緒性問題和心臟病之間的關聯：

- 精神壓力比較大的人，生活方式也多是不健康的。暴飲暴食、不愛運動、酗酒抽菸等行為，在這一類族群中的比例相當高。
- 人在受到一定的精神刺激的同時，身體釋放出一些如皮質醇、腎上腺素等，這些激素會導致血壓和血糖上升。承受精神壓力的時間長了，血管壁就會比較脆弱，心臟病的發生率就提高了。

時刻保持健康的精神狀態在很大程度上減少心臟病發生的機率。保持樂觀其實很簡單。適當降低對生活中的期望，讓自己時刻都為大笑做好準備。如每天只需要看十五分鐘的喜劇電影，就可以給我們身體血管和血流量帶來長達四五分鐘的增進效果。哪怕每天只大笑十五分鐘，就足以抵得過預防心臟病的良藥。

每個人都希望自己是一個樂觀、向上、充滿熱情的人！只要牢記下面這八招，就能讓你一整天都保持樂觀積極的生活態度：

- 面對鏡子微笑，並讓自己記住這個笑容，記住最快樂時的表情。
- 不管遇到什麼事情，都堅持微笑待人。
- 用幽默的方法去處理生活中瑣事和煩惱，從容應付許多令人不快、煩惱、甚至痛苦、悲哀的事情。
- 用歡樂促進人際關係，在寢室就寢前講幾段笑話或提議回顧小品、相聲中的片段。
- 對於不愉快的經歷和事情要學會忘記，多培養廣泛興趣，在充實生活的同時也可以讓自己的心情更加愉快。
- 如果條件允許，可以多參加有益的團康活動，在與他人團結互助交往的過程中，體驗更多的快樂。
- 對環境和他人不要提出不切實際的非分要求，告訴自己快樂的核心是自我滿足。
- 學會自我暗示：「我是一個豁達的人，一個胸如大海的人。」當遇到不愉快的事情時要常用此方法，避免生氣。

每個人都有專屬於自己的快樂方法，其實不論是何種方式，達到開朗心情、保持笑容面對每一天的目的即可。這不僅僅是讓自己保持身心健康的祕訣，當你把笑容掛在臉上時，你也會發現自己周邊的整個環境都因為你的笑容而開始發生微妙的變化。

心中有「數」：

美國匹茲堡大學的一項針對 209 名絕經後婦女所做的研究發現，樂觀的人頸動脈壁增厚的程度只有 1%，而悲觀的人則為 6.5%。樂觀，不只是調劑生活的良藥，更是醫治疾病的良方。中東地區一位一百五十幾歲的長壽者，把自己長壽的祕密概括為一句話：「快樂的生活。」

生氣十分鐘損耗的精力可用來跑 3,000 公尺

醫學研究發現，人生氣時會分泌毒素傷害身體。美國生理學家愛爾馬的研究發現，人生氣十分鐘耗費掉的精力不亞於參加一次 3,000 公尺賽跑。

有句老話說：「鍋碗瓢盆常在一起，總有磕磕碰碰的時候。」這句話說的是，我們在日常生活工作中，在人與人交往的過程中總免不了產生意見分歧的時候，吵兩句也是很常見的事情。但生氣卻不是一件好事情，它會毀掉我們一整天的好心情。

容易生氣的人，在醫學上被認為是情感失調的對象，其生病的風險是正常人的兩倍。於是，這就無異於給我們所有人都發出了一份警告，當你生氣時，就是在慢性自殺。一位美國科學家發現，把人呼出的氣體與一種液體混合，平靜時液體無明顯變化，傷心時則會產生白色沉澱，而生氣時液體會變得渾濁不清。

有過長跑經驗的人都知道，當結束長跑的時候，會明顯感覺到自己的心跳加快，並且在短時間內很難讓呼吸平緩下來。生氣和長跑是一樣的。當生氣的時候，我們的心跳也會在瞬間加快，血壓出現上升的態勢，此時很容易誘發腦溢血、心臟病以及心肌梗塞等情況。

生氣是人的一種本能，是對不良情緒的釋放。但在釋放不良情緒的過程中，我們身體的內分泌功能會出現失調，隨之而來的就是血壓升高、心跳加

快、消化液分泌減少等症狀，時常還伴有頭暈、多夢、失眠、心情煩亂等，從而誘發疾病。所有這些都是生氣帶來的惡果。

真正了解生氣本質的人，都會明白，生氣其實是在用別人的錯誤來懲罰自己，這是最愚笨的一種行為。可以說，生氣是百病之源。當我們心裡被一時之氣堵住時，就會把各式各樣的疾病招惹到自己身上。傳統中醫認為生氣有十一種傷害：

1. 生氣傷腦。每當生氣的時候，大腦的思考就會突破常規，以致於會給身體下達指令時，做出一些魯莽或過激的行為。這種反常行為又會對大腦中樞形成強烈且十分惡劣的刺激，導致氣血上湧，嚴重者會出現腦溢血的狀況。
2. 生氣傷神。生氣時由於心情不能平靜，難以入睡，致使神志恍惚，無精打采。
3. 生氣傷膚。經常生氣的人，氣血在體內運行沒有固定的規律，久而久之你會發現自己顏面憔悴、雙眼浮腫、皺紋多生。
4. 生氣對內分泌的傷害很大，還會造成甲狀腺功能亢進。
5. 生氣傷心。生氣時，可以明顯感覺到心跳加快，甚至出現心慌、胸悶的異常表現，還有可能誘發心絞痛或心肌梗塞。
6. 生氣傷肺。無疑，生氣最先傷害的就是和呼吸有關的器官。生氣時的人呼吸急促，可致氣逆、肺脹、氣喘咳嗽，危害肺的健康。
7. 生氣傷肝。生氣是比憂鬱和煩悶更為極端的情緒。當人處於氣憤愁悶狀態時，可致肝氣不暢、肝膽不和、肝部疼痛。
8. 生氣傷腎。經常生氣的人，可使腎氣不暢，易致閉尿或尿失禁。
9. 生氣傷胃。每當生氣後，人們常常會感覺到吃不下飯。中醫上說：「氣懣之時，不思飲食。」時間一長，必然會出現胃腸消化功能紊亂。而腸胃傷害之後，是很難再回復到原先的功能的。
10. 不論是對於女性還是對於男性來說，生氣都會傷及乳房部位，也稱之為乳癖。中醫認為多因情志內傷，肝鬱痰凝，痰瘀乳房所致。

11. 生氣還會上皮膚。人在生氣時，大腦神經高度興奮，引起皮膚的神經末梢緊張，微血管收縮，血流緩慢與阻滯造成氧氣對皮膚的供應減少，皮膚便會出現程度不同的紫色。經常發脾氣，膚色就容易變深、甚至發黑。此時我們全身的微血管都處於收縮或者痙攣的狀態中，由此導致輸送給皮膚的營養素大量減少。因此長期生氣的人，皮膚會逐漸乾燥、萎縮、起皺、疏鬆、枯黃、失澤、甚至死亡。此外還有的細胞容易變性，會引起色素沉澱、黃褐斑、雀斑、痣等，尤其是老年人更為突出。

因此，不論遇到什麼事情，都要時刻告誡自己莫生氣，要懂得並善於去把自己從當下的困境中解脫出來，及時調整心態，學會寬容，才能維持住心理健康，進而為生理健康保駕護航。

心中有「數」:

生氣別看只是一時，但卻能夠引起身體五臟六腑都跟著受到不同程度的傷害。生氣的危害，其實比醫生告訴我們的還要嚴重許多。

發火的時候先數十個數字

火氣大、愛發脾氣，這是一種充滿了敵意和憤怒的心態，是當人們的主觀願望與客觀現實相悖時所產生的負面情緒反應。每當你怒火衝天的時候，不僅傷害了彼此的感情，更因為火大傷肝，而一步步把自己的身體推向了懸崖邊上。

人會發火本是一種自我防禦的過程。面對紛繁複雜的大千世界，沒有人會一直都保持著好情緒，當壓力越積越多的時候，就需要有一個途徑去發洩。通常情況下，人們以吵架和發脾氣的方式來把心中的鬱結疏散出去。但怒火上頭的危險性在於，你根本就無法控制自己在發火的狀態下的所作所為，由於不能夠自控，事後後悔的情況也特別多。

從社會角度來說，發脾氣會直接影響到自己的工作和前途。但很少有人知道究竟是哪些因素引起了自己的火氣。

這些因素要分為三個方面：

一是發火人自己的心理因素。心胸不夠寬廣，期望太高，心態失衡，思想極端，就容易造成衝動的行為。

二是生理因素。喜歡以發脾氣來紓解自己的人，他的血液中調節情緒、控制行為有關的物質 —— 5- 羥色胺酸（血清素）含量偏低，這是與先天的遺傳以及後天的飲食習慣等有關的。

除了以上兩種因素外，還有可能是環境因素對人們造成了極其惡劣的影響，如氣候異常和噪音等，都容易讓人從正常狀態中失控。

人人都知道發火不好，但這卻是一種不由自主控制的事情。那麼，究竟應該如何做才能控制好自己的壞脾氣呢？俄國作家屠格涅夫勸人爭吵時，舌尖在嘴裡轉十圈，等到心平氣和時，氣頭過後再解決矛盾的「冷處理」，千萬不能火上澆油。每次想要發脾氣的時候，不妨數十個數字，每數一個數，就要在心中默想一步是不是應該發火的原因，再想一步控制自己發火的方式，等到數到十的時候，你的火氣自然就消散了。

這十步包括：

1. 有意識的控制自己的壞脾氣。脾氣屬於意識對身體的反作用，和我們的手腳一樣，都是受意識控制的。每當你意識到處於將要發火的邊緣時，要及時提醒自己需要保持理性，可以自我暗示「發火傷身體」，只要持之以恆，就一定能對自己的脾氣掌控自如。
2. 要努力提高自己的修養。學會用更加寬容的心態去面對眼前發生的一切，以換位思考的方式將心比心，可以容納每一個人的錯誤，更要給每個人改正的機會。畢竟，人非聖賢，孰能無過，知錯能改，才是善莫大焉。
3. 學著適當轉移眼前令人容易產生情緒激動的情境，尤其是對於一些自己看不慣的人和事，要學會閉起眼睛不看他。與其和這些煩心事鬧脾氣，倒不如和三五好友喝茶郊遊散心，用快樂的力量來打敗憤怒。

4. 在發脾氣之前，首先要認真想清楚，自己究竟存不存在錯誤的地方。而且，愛發脾氣這件事本身就是一個缺點，勇於承認自己的問題和不足，以求得他人幫助。如果周圍人經常提醒、監督你，那麼你的目標一定會達到。
5. 發脾氣其實也可以從飲食上進行調節。現代人生活好，日常飲食中葷腥類食品多，於此會造成腦中的色胺酸減少，人就容易煩躁。不妨換換口味，保持清淡飲食。當因為溫度過高而引起煩躁時，多喝水可以讓血液的黏稠度降低，再配以清新可口的飯菜，心情自然也就平和下來了。
6. 沒有人願意承認的是，發脾氣其實也是一種病。如果脾氣暴躁到自己根本無法控制的地步時，此人就有可能已經患上了「間歇性暴怒症」。這時就需要及時去找醫生，並開一些抗憂鬱的藥物。在醫生的指導下，還要結合行為治療，才能使症狀有所緩解。
7. 不要給自己制定從下一次開始就不再發火的目標，而是要真正從現在、從這一次開始做起。不只是控制自己的脾氣，這是我們堅持做任何事情以達到成功的基本前提。
8. 在沒有辦法控制自己的脾氣之前，要有意躲開「觸媒」，主動給自己撤火。人在憤怒時，往往大腦皮層中出現強烈的興奮點，並且它還會向四周蔓延。每個人都明白自己心中的喜好，那麼就盡量避免往厭煩的方向走，主動避開煩惱源，也就避開了讓自己生悶氣的過程。
9. 儘管有如此多的方法，遠不如把發火可能給自己的身體帶來的危害敘述清楚。發怒時可造成心血管機能的紊亂，出現心律不齊，高血壓和冠心病等症狀。嚴重時還會導致腦血栓或心肌梗塞，以及高血壓患者的猝死。當要發怒時，首先想想於自己健康極不利。
10. 喜歡發脾氣的人，都是缺少自我控制力的人，首先這就是極度不自信的表現。脾氣暴躁是人類較為卑劣的天性，但我們完全有能力擺脫並有效控制這條天性。當你對自己充滿了信心的時，才能把控制脾氣刻畫成長伴一生的座右銘。

此時，你可以再試試看，當經過了這十步的思考和調整後，心中的怒火是不是早已經平息下去？發火前趕緊深吸三口氣，默念十個數字，想清這十步，你會發現世界早已變成了另一個天地。

心中有「數」：

心理學研究顯示，脾氣暴躁，經常發火，不僅會增加誘發心臟病的可能性，而且會增加患其他病的可能性。

有35%～40%的氣喘患者經不良暗示會誘發支氣管收縮

氣喘，是一種極為可怕的疾病。可怕的不在於它會給我們的身體帶來多麼大的損傷，而在於氣喘並不是單純的生理疾病，它更是一種常見的心理疾病。

生物學上的研究認為，氣喘的致病和誘發因素比較複雜，包括變態反應、感染、生物、 化學、內分泌改變等，心理因素也是其中之一。因此，相關專家認為氣喘是一種心身疾病。儘管其外在表現和其他生理疾病一樣，都是給人體帶來生理上的痛楚，而且任何單獨的心理因素都不可能誘發出氣喘病，但是若從心理方面入手調節治療，對部分患者氣喘的預防、發生、和治療和預防等方面都會產生比較重要的影響。

而且，氣喘本身也可導致患者產生心理障礙。如果單純進行生理治療，在患者內心相牴觸的情況下，反而會使生理疾病和心理因素互為因果關係，進而轉化成一條惡性循環。

最新資料顯示，目前全球氣喘患者達三億。對兒童流行病學的一項調查顯示，十年之中兒童氣喘發生率上升了 60%。然而，這還不是真正可怕的資料。當心理因素在氣喘病的發作過程中所起的作用越來越被科學研究所重視後，研究卻發現，有 44%～ 50%的氣喘患者由於心理因素會誘發支氣管收縮，進而造成氣喘病的惡化。

尤其是在生活壓力日漸加大的今天，焦慮、失望、憤怒、恐懼以及沮喪等等不健康的心態越來越成為困擾人們生活的難題。若不能及時處理好這些不良情緒，氣喘病被誘發以及呈現出持續發作狀態的可能性將會被無限放大。與健康人相比，成年氣喘患者人際關係敏感、恐懼、焦慮、憂鬱、敵對、偏執、有更多的強迫症狀等，這些心理障礙轉而又成為氣喘發作的誘發因素，如此形成因果循環，病情就會不斷加重。

這並不是危言聳聽。生活在現代社會中的每一個人，包括你我，都應該認真給自己樹立起警示，及時注意自己平時不健康的生活方式並進行調整，因為不健康的心理表現和心理障礙者患上氣喘之後的死亡率也要比正常人高出許多。這是因為，在氣喘病發病的過程中，這些不健康的情緒會使得在大腦邊緣系統的情緒中樞抑制丘腦的神經分泌細胞，進而又促使腦垂體的反應，讓人體的腎上腺皮質激素分泌也大量減少。尤其是不良的情緒和心情還會透過情緒中樞和下丘腦的前部來促使迷走神經的過度興奮，給我們的身體釋放出大量的乙醯膽鹼。在這兩重作用下，氣喘病將會發作。即便你只是在看一場驚悚恐怖電影，也有可能觸發這兩方面的綜合因素，進而讓自己陷入氣喘病的深淵。

不過我們其實也沒有必要因此而慌張。既然氣喘病受到了不良情緒的刺激會惡化，相反，一些積極有益的健康情緒同樣會對氣喘病產生影響。患有氣喘的嬰孩依偎在媽媽的懷抱，或者是和同齡的夥伴玩耍過程中，則並不會很明顯受到氣喘病的影響。也就是說，當身邊的安全感增加的時候，身體也會從氣喘病中恢復過來。

由此，也不難得出一些自我抵抗氣喘病的實用小手段：

- 要克服悲觀情緒，樹立氣喘可以治療、可以控制的信心。對於一些年齡大的患者，要教會他們自我處理氣喘輕症、先兆症狀的辦法，鼓勵他們總結交流戰勝氣喘發作的經驗，逐步加強自我控制的能力。在這個過程中，信心的培養是一切的根源。因為只有在相信奇蹟的時候，才有可能創造奇蹟。其實，我們往往不是先被病魔擊倒，而是自己的心。

- 在了解了可能會讓氣喘病更嚴重的種種誘發因素之後，就可以有選擇的對其進行避免。如避免產生焦慮自卑等不良情緒，學會在氣喘時控制情緒，控制呼吸，避免過度換氣等等，這些都是先從心理因素入手，進而影響到身體生理上的變化。

對於我們每一個人來說，都應該要積極培養堅韌的性格，激發對於生活的信心，注意調整好心態，尤其是消除焦慮情緒、悲觀態度，以避免不良心理狀態影響疾病的治療。當你樹立起一份更健康自信的心態的時候，任何疾病都不會找上門來的。

> 心中有「數」：
>
> 研究發現，40%的氣喘患兒哭泣時喘息加重；在看驚險影視鏡頭或突然受到責罵時，都會引起氣喘發作。

85%的現代人存在著心理問題

現代人背負著許多壓力，這些壓力最明顯的一個表現方式是在睡眠上。據調查，現代人中最少有約 1/4 的人晚上難以得到高品質的睡眠。尤其隨著氣溫的變化以及居住環境的差異，這種狀況可能會更加明顯。

睡眠占去了我們一生中 1/3 的時間，其重要性不言而喻。但晚上經常失眠，可並不只是睡眠的問題，其從側面反映出的是一個人的心理問題。

失眠，不是簡單的睡不著覺，尤其是針對長期失眠的人來講，一定要及早預防心理衛生。調查顯示，有 85%的現代人存在著長期失眠的問題。而這些人也都伴有焦慮、憂鬱等心理問題。而這些看似無足輕重的心理問題最後卻有可能逐漸發展成為狂躁症以及精神分裂症。失眠，往往只是一種早期表現的徵兆。

在大多數人的眼中，睡不著覺的問題雖然很普遍，但卻並不是容易引起重視的專案。失眠了，吃幾顆安眠藥就能睡好，這是人們慣常的想法。但用安眠藥來解決睡眠問題，只能作為應急方法之用。如果長期服用的話，身體就很容易產生抗藥性，慢慢連安眠藥都會變得毫無效果。而且，安眠藥若是連續吃三個月以上，身體就會對藥物產生依賴性。那時若是失眠問題依舊存在，真正是無藥可醫了。

由此在治療失眠的時候，首要的不是採用一些催眠藥物，而是從心理上下手，去治根，緩解並消除焦慮症狀，這樣才能改善自己的睡眠狀況。長期失眠並伴有焦慮、憂鬱等心理問題的，就應該在醫生的指導下，用點抗憂鬱藥物，緩解情緒。只有情緒得到改善，睡眠品質才會好轉。

如果失眠並不是太嚴重的話，我們平時自己在家就可以透過一些調節的小方法來讓自己從心理上先放鬆下來：

第一種：晚飯後散步，或是慢跑；

第二種：睡前喝牛奶；

第三種：泡腳、洗熱水澡；

第四種：按摩；

第五種：聽舒緩的音樂；

第六種：看書、看報；

第七種：跟家人聊天。

追根究柢，現代人的失眠多是由心理因素引起的，而引起這些心理問題的原因則是白天用腦過度。晚上的時候就需要改變白天的生活習慣，把以用腦的生活方式改變成為用運動來得到放鬆的方式。每個人都有自己的特點，每個人的生活方式也各不相同，重要的是能夠及時發現自己生活方式中的問題所在，並有針對性的去解決問題，才能解讀攻破心理問題的壁壘。

我們常常羨慕剛出生的嬰孩，只要吃飽了肚子就能很快進入夢鄉。我們也都知道，每一個兒童都是快樂的。所以當你感覺到不快樂的時候，就一定要找出原因來，把心中的不快抒發出去，才能使得問題得到解決。

在問題發生的最初，就努力解決它，可以下意識的處理。比如發現自己太在乎小事情，就可以做一些心理暗示：瓦斯壞了也沒有什麼大不了，我何必為此生氣，可以省去做飯的麻煩，吃兩天外食不也很好嗎？總之，要學會自己給自己一個正面的暗示。這是極其重要的。

社會中各種誘惑對我們的身心都能產生誤導。如女性朋友偏執追求好身材而不停止減肥。女人又都擔心衰老，所以由年齡而產生的恐慌正在女性中彌漫開來。她們面臨隨時被老闆解雇的風險，又因年過三十五歲而被眾多招聘資訊排斥而沮喪。對於所有職業女性來說，最突出的一大生命特徵就是精神壓力。當在女性前面加上「職業」二字時，由此衍生出來的無奈和心理問題就變得十分突出了。

現實生活法則中，最關鍵的一點就是認識自己，不要被生活捆綁，當你還能意識到自己內心中真實的想法和追求的生活時，當現實和夢想存在著差距時，心理落差自然就會產生。但由此產生憂慮等心理問題卻是自己不成熟的表現。意識到這些差距，並透過自己的努力去改變和縮短這個距離，才是勇者。

反過來說，安心享受當下的一切，不也是種美好嗎？

心中有「數」：

之所以說85%的人都存在心理問題，很大程度上的原因是由現代人比較「宅」的生活方式造成的。當與人隔絕時，問題不可能不產生。

第七章　和諧性愛利養生——「數」說性愛中的養生智慧

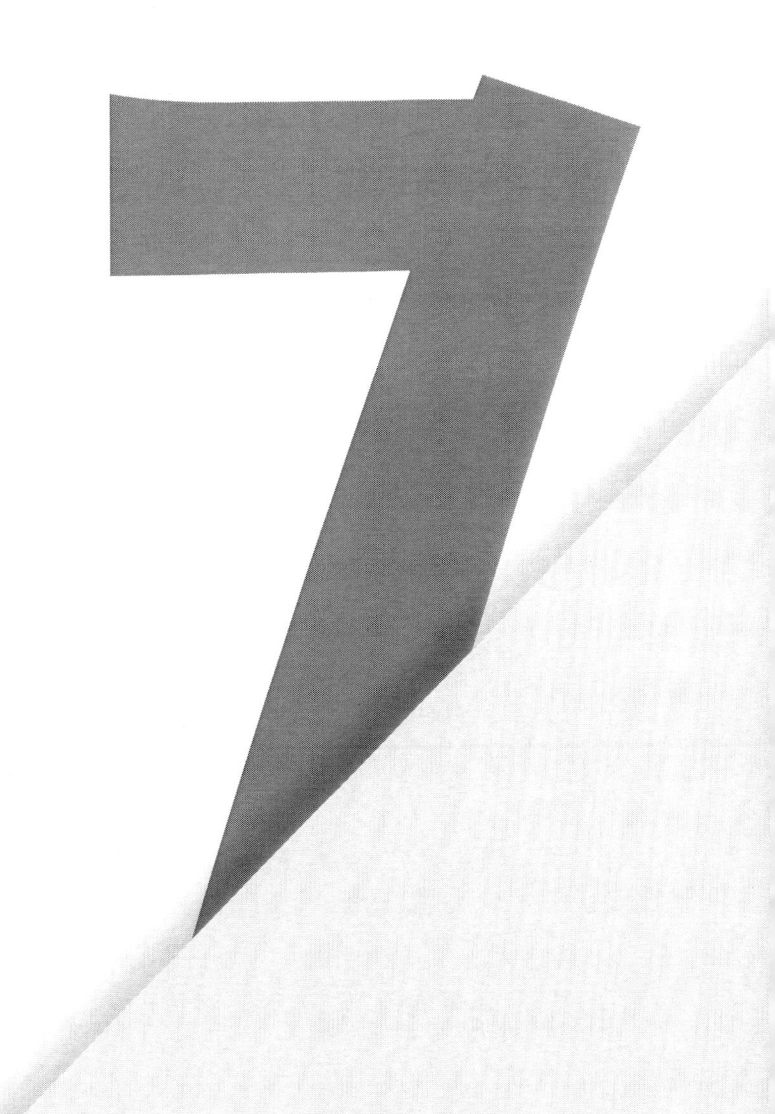

性愛中的「七損八益」

成年男女的男歡女愛是再正常不過的生理需求，然而性愛並不是隨時都能夠按照自己的想法恣意為之的。湖南長沙馬王堆出土的西漢早期墓葬竹簡古醫書《天下至道談》中提到了性愛中的「七損八益」，講的是七種有損身體的性行為和八種有益身體的性行為。在傳統中醫中，「七損八益」的概念也被引入到了養生的概念裡。

《黃帝內經》時代，已經形成了「七損八益」的房事養生之道。「七損八益」是古人在交合時遵循的法則，同樣適用於現代。對於我們普通人來說，只要做好了七損八益，性生活便能愉悅有情趣，增強夫妻感情，同時能在性愛中達到美容養顏的功效，益壽延年。

中醫養生認為，女性的生理特點是以「七」來計數的，是女孩子在二七的年紀，即十四歲的時候，就會來初潮（第一次月經）；在七七的年紀，即四十九歲時，大多也就到了絕經期。而男子的生理特點卻是以「八」來計數的，如男子在二八年歲，即十六歲時，基本上就已經開始了性發育，會出現遺精的行為；及至到了八八的年歲，即六十四歲的時候，才會精盡。

而且，古人還認為，在性愛中要講究「用八益，去七損」，如果不能遵守「七損八益」的規則進行夫妻間的房事活動，就會對身體產生致命的威脅，如身體還不到四十歲的年齡，生理功能可能就會減半；到了半百五十歲時，正常的生活起居能力都會出現大幅度衰弱；再過十年到了六十歲後，耳聾眼花的現象就更加明顯了。

醫書中說：「去七損以振其病，用八益以貳其氣。」即透過注意「七損八益」的方法，能幫人驅逐掉身體中的疾病，振奮精神，更能幫助老年人恢復健壯、壯年人不致衰老，日常生活安定愉快，皮膚細膩平滑，身體輕便靈活，不會有多汗、喘息等病症。

具體說來，「七損」提到的內容主要是在性愛過程中出現的一些問題。如果出現這七種問題中的任何一種，就需要給予足夠的重視，不要違背自己的生理意向而強行為之，否則就會引起更大的問題。「七損」包括：

1. 閉，指男性精道閉塞不通，或無精可泄，或房事中陰莖劇烈疼痛。
2. 泄，房事中汗出不止。
3. 竭，房事沒有節制而導致精氣枯竭。
4. 勿，陰莖不舉卻硬行房事。
5. 煩，性愛中呼吸急促帶喘。
6. 絕，沒有慾望時勉強行房。
7. 費，性愛時急速圖快。

「八益」則是指，如果按照以下這八種方法去做，有益於保養身體康健，更能享受到性愛過程中的魚水之歡。「八益」是指：

1. 治氣，每天早上起床後正坐在床上，伸直脊背，放鬆臀部，收縮肛門，可以引導體內的氣下行。
2. 致沫，也就是吞嚥口中的唾液，保證呼吸通暢。
3. 知時，房事前夫妻應相互愛撫、嬉戲，等雙方都有了強烈慾望後再行房。
4. 蓄氣，性愛中，雙方應放鬆背部，收縮肛門。
5. 和沫，性愛不能過於粗暴，要盡量輕柔、舒緩。
6. 積氣，性愛時，男性要放慢動作，每一步都稍有停頓，以便女性充分體驗。
7. 待贏，高潮將至時，男性應彎曲背部；射精後，男性要等候一會兒，不能自顧自的結束。
8. 定傾，在陰莖沒有完全疲軟前抽出，且雙方在房事後都要清洗下身。

心中有「數」：

以現代醫學理論來說，「七損八益」中所提到的內容都十分符合男女雙方的性特點。尤其是其中提到的節制房事等觀點，都是十分具有保健意義的。不只是古人，更加開放的現代人也更要遵循這些原則，才不會讓自己在年輕時因為性愛過度而透支身體，待到年老時恐怕就後悔莫及了。

正常做愛時間僅為三分鐘

性愛給人帶來的歡娛是任何事情都無法比擬的。但性愛並不是馬拉松，人們常常存在一種錯誤觀念：性愛持續的時間越長越好。這多半是受到一些不肖商人廣告的誤導。那麼，究竟多長時間才算是正常的性愛？

根據調查和研究得出來的結論是，正常人只需要有三分鐘的性愛，就已經足以使得男女雙方得到生理上的滿足。而大多數人，每次行房事時間也只有短暫的三至五分鐘。但在這短短的時間中，性愛雙方都能夠從中體會到正常性生活的樂趣。

長期以來，人們對於長時間性愛神話的期待近乎到了崇拜的地步。這忽略人體大腦極限性和生理功能。通常情況下，性愛活動都會在十三分鐘以內結束，如果持續時間過長，則會對雙方的生殖器官都造成致命性的損害。當男性陰莖海綿體長時間處於充血狀態中時，會暫時造成陰莖的血液都匯聚到了敏感的龜頭上，因而使得陰莖周身的血液流通不暢。一旦時間過長，就會造成組織壞死。

廣告中大量誘導因素中經常提到：在服用某藥品後，性愛時間甚至可以長到半小時到一小時。值得令人警惕的是，這一類藥品中多含有「威而鋼」等壯陽類藥品，長期服用很有可能會讓身體對其產生依賴性，甚至造成終生不舉的悲哀。

然而在現實的社會環境中，人們對自己的性伴侶在床上的表現很少有極度讚美的狀況。每個人都希望對方能夠表現得更好，然而這些卻都是不切實際的期望。不幸的是，從上古時期流傳下來的性愛神話，在今天以理性著稱的人類社會中仍然廣泛流傳。人們期望長時間的性愛、大陰莖、豐臀肥乳等詞語賦予到自己的性伴侶身上，期望能夠把自己現有的性生活提升到更高的層次上。研究中發現，大量的男女雙方均表示他們期望自己的性愛過程能夠達到三十分鐘以上。

但美國性治療和研究學會曾經進行過一項關於性愛時間的調查，被調查者的工作涉及到現實生活中的各方面，最後得出來的結論是：三至七分鐘是最適當的性愛，七至十三分鐘則是人們希望的理想時間長度，超過這個時間就太久了，少於三分鐘則太短。由此可以看出，人們正常的性生活已經足以滿足對方的性需求，在此基礎上適當延長自己對性愛的期望是無可厚非的，也可以透過適當的鍛鍊和調養實現。

但人們仍然不願意承認自己是處於社會輿論的錯誤觀念中，即便他們自己在真實的性生活中也能夠體驗到過長時間的性愛給身體帶來的損害。因此，人們常常偏向於採用各種藥物來給男性壯陽，甚至動用手術來增長陰莖的長度以及敏感度。但據統計，亞洲男人的陰莖勃起時的平均長度為 11.2 公分，疲軟時平均長度為 5 ～ 6 公分。男人一直認為陰莖的長度非常重要，但對於女性性愛生活的品質來講，大小其實不是根本問題，真正的問題在於能否進行正常的性生活。

還有另一個錯誤觀念是，媒體上宣傳的長時間性愛，其實是把進入之前的前戲時間也算在其中了。這是不容忽視的一點，也正是因為足夠的前戲，才會讓接下來三分鐘的性愛更能充分享受男女之間的歡娛。

心中有「數」：

因為女性的陰道長度有限，所以男性的性器官並不需要非常長，大約十幾公分就很合適，能夠讓女性興奮並享受性快感的因素更多的在於前戲、觸摸和其他感受。過長和過大的性器官也會給女性帶來痛苦。

女性高潮時間只有八秒

在性愛過程中，不只男性會產生高潮乃至射精的反應，女性其實也存在著同樣的生理反應。只是若是沒有足夠的性經驗，很難實現男女同步性高潮的情況。因為男性的性高潮比較容易來臨且持續時間較多，所以很多女性在還沒有達到高潮時就匆匆結束了性生活。

經研究發現，女性在每次性愛時所分泌的愛液，平均量為 20CC，而愛液實際上有六種之多，首先是陰道分泌出殺菌作用的液體；接著在興奮時，又分泌黏滑液，方便陰莖進入，而隨之而來是腺液、淋巴液；到達高潮時，子宮頸管會分泌黏液幫助精子通過：在尿道口的 G 點，女性亦有「精液」流出。以女性特有的「精液」流出為標誌，代表著女性性反應的高潮來臨了。

而女性的性反應可分為四個階段，性高潮發生在第三個階段，這四個階段分別是：

第一階段：當女性因為對方的撫摸或其他方面的性刺激而開始產生性快感的時候，先是肌肉漸漸緊繃，約在受到性刺激十秒至三十秒後，陰道開始分泌潤滑液，然後陰道內部開始膨脹、放大，陰蒂和乳頭皆呈充血狀態。

第二階段：這一個階段的專業術語叫做「高原期」，即女性的生理反應已經達到了一定的高度，這是除了延續上一階段的顫動和緊繃狀態外，心跳和呼吸頻率也漸漸加快，皮膚開始泛紅。正如同高原一樣，雖然還不至於達到最後的頂峰，但女性所能夠體驗到的快感已經十分強烈，並且有一定的持續性，不會在短期內消失。

第三階段：這是高潮來臨前的前兆。此時，陰道內會大量充血，女性身體上的各種性的生理反應都達到了極致，這是在為最後的高潮蓄積能量。女性本人也能體會到一種宛若離弦之箭的感覺。

第四階段：此階段可以稱之為高潮期。此時，女性的子宮和陰道的肌肉收縮，每次收縮的間隔時間大約為八秒，這八秒正是能夠讓女性體會到飄飄欲仙的時段。也是女性在性愛生活中達到的頂峰。

之後就是高潮的回落期，此時肌肉的緊繃和充血的情形也就逐漸舒緩還原了。

由此可見，女性高潮階段僅能維持八秒，這短暫的時間就是女性享受性高潮的時候。每個人的體質不同，在高潮時期子宮和陰道肌肉收縮的次數也不相同，這個與不同的男性在射精時候產生的精液量多寡以及抽搐次數多寡的概念是一樣的。女性在獲得高潮時，較男性在射精時所獲得的快感，約長一至兩秒左右。當獲得性高潮時，女性陰道內、子宮及肛門括約肌，會發生為時八秒、約共十次左右的抽搐，因重複收縮而產生快感。

心中有「數」：

對於希望正常享受性愛生活的女性來說，不需要去奢望過長的性愛時間，只要能好好享受這僅有的八秒，那麼你們剛剛進行的就足以稱得上是一次絕佳性愛。

三十秒就能快速預熱

很多男性都認為，性生活至少有 2/3 的時間花在前戲上，因為女性需要很長時間才能進入狀態。前戲是必須，但其實你和你的性伴侶可以更快更好的進入到前戲狀態，並充分激起雙方的熱情。

我們在上文提到，一個人一生中有 1/3 的時間是在睡覺。假如此人可以活到七十八歲，他大致要有二十四年又四個月的時間是在床上度過的。另外還有連續七年的工作時間，將近五年的時間花在吃喝上，還有五年半的時間是坐在電視或電腦前進行娛樂活動，而站在馬路上等紅綠燈的時間以及忍受交通擁堵的時間要花上六個月。除此外，還有九個月的時間在洗衣做飯。

對比以上這些資料，一個正常人在一生中享受到性愛歡娛時間只有短暫的十六小時。

為了延長性愛時間，最科學合理有效的方法就是進行前戲。其實，女性只要受到正確性刺激，陰道壁就開始分泌出愛液，平均所需時間只為三十秒鐘。如果你的方式和頻率與對方相符，哪怕只要與愛人深情熱吻一番，就足以讓女性做好充分準備，進入下一個環節。

所以，千萬不要小看前戲，這短短的三十秒中卻蘊含著更為深奧的技術和方式。

1. 先在情緒上做好準備。性愛之前，雙方都需要先有情緒上的準備，重點其實在於以一種幫助建立互信及親密關係的方式，與你的愛侶共度相處的時間。這應該可以讓你們放鬆自己，製造美好性愛所需的元素。
2. 生理上的準備很重要。在這一階段，可以進行親吻、摟抱、愛撫和按摩等動作。對於女性而言，對方的愛撫更能使她們快速產生性快感。這也就意味著陰道壁有足夠的時間分泌潤滑液，讓對方容易進入。

真正重要的行動，就在於生理上準備時的按摩和愛撫動作。情侶在性愛之前進行前戲按摩，可以令男性增強性能力及性慾，而對女性來說也很有效，可以幫助她們放下女性的矜持，充分享受到性的樂趣。此時，男性尤其要把控住自己的心緒，不要操之過急。彼此雙方可以先洗一個熱水浴，讓雙方的身心都能放鬆下來。有條件的話可以用香油塗抹為對方按摩，按摩的部位：腹部、背部、臀部、大腿、臉部、頸部及耳朵女性等敏感的地方，以產生微熱的感覺為宜。按摩的時候要用手指輕輕按摩，此法還有助於治療女性性慾減退的問題。

在適當的前戲後，雙方一般很容易就能分辨出來對方是否已經為接下來生殖器的結合做好準備。如果你沒有經驗，可以直視對方的眼睛，當發現對方的瞳孔會不自覺放大時，就代表她已經從心底為性愛做好了準備。

心中有「數」：

一個正常女性在受到性刺激後，十至三十秒內就會出現陰道溼潤。這也足以證明女性在生理上也為性愛做好了準備。於是，在歷經了短短的三十秒後，就可以放心進行下一步的私密情愛了。

女性性高潮的八組私密資料

因為男性和女性的生理結構不同，在達到高潮的時間點也不盡相同。因此，難免會出現男性射精後而對方尚未達到高潮的現象。此時，有的男性會強忍著射精後的不適期而再次提槍上陣，殊不知，這對身體有著很大的損害。

女性若想達到高潮，是受多個方面的因素控制的。這包括外在和內在因素。從生理上說，女性要想實現性高潮，需要身體多方面機能的相互配合，甚至需要在同一時間打開上百個身體閥門，而男性卻只需要一個。但這並不是說男女雙方無法實現同步的性高潮。最關鍵的一點卻在於男性，男性只要對性伴侶的刺激得當，就能實現完美同步的性高潮。

在性愛過程中，雙方可以透過加強前戲以及改變性交體位等方式來適當延長男性性高潮的時間以及增強對女性身體的刺激，進而實現同步高潮。重點在於，男性要找得到女性的性興奮點。

伴隨性高潮的狀況還有呼吸急促，心率加快，發出隨意的呻吟或喊叫等。

當在性伴侶的配合下，女性終於被推上了性高潮的巔峰時，往往會有一反常態的表現。了解以下八組女性性高潮的私密資料，則更有助於性愛和諧。

1. 時間：儘管一次性事需要的時間可能長達半小時左右，甚至有不少人期望整個過程持續的時間更長一些，但如果僅僅是為了達到高潮，女性其實最多只需要十五分鐘，這是連前戲都算在內的。

2. 多次高潮：女性和男性不同，在一次性高潮後並不會出現明顯的不適應期，因此在同一次性愛中女性能達到多次高潮，但這一比例只有不到 1%。
3. 偽裝：為了維護對方的尊嚴，有時候女性即便並沒有達到高潮或者從性愛中享受到超於尋常的快感，她們仍然會偽裝自己已經獲得滿足。這其實也是有利於性愛正常進行的重要因素，並能夠給對方帶來更好的性體驗。
4. 性幻想：34%的女人承認，自己會在一天的不同時刻不自覺想到性愛，還有 13%的女性每天會有超過五次以上的性聯想。
5. 數量：8%的女性希望獲得比當下更多的性愛。結合第四點可以證明，女性雖然高潮來得比較慢，但並不等於女性對性沒有正常的需求。要學會觀察對方的神態，在其最需要的時候給予充分的性愛，此時可以使雙方都能得到更好的性享受。
6. 叫床：85%的女人做愛時會發出聲音，而喜歡叫床的男人不到 10%。90%的女人認為，太安靜的男人不性感。這是一組奇怪的資料，這可能是因為男性和女性在社會中的地位和責任不同，由此造成不同的性格，進而反映在性愛活動中。
7. 間隔：兩次性愛之間的間隔期是多少？超過半數的女性認為兩次性生活以間隔四五天左右最合適，但一個健康的男性平均一週進行兩次性愛為最佳。此時，雙方需要根據自身的身體情況對間隔期進行調節，以保持有規律的性愛。
8. 情趣用品：26%的女性喜歡用震動器，而 9%的女性絕對不會讓丈夫知道自己的這個喜好。如果你了解了對方在性愛中的喜好，這對增加性愛的情趣和快感是有著絕對好處的。

因此，你可以根據以上這八組私密資料，來對自己的性生活品質進行簡單的判斷，或者適當效法，來讓自己和性伴侶過上更高品質的性生活。

> 心中有「數」：
> 一般情況下，當女性出現性器官的收縮，即陰道外 1/3 段在性緊張達到頂點時，出現韻律性收縮，子宮、直腸外括約肌、尿道外括約肌等也會出現韻律性收縮等情況時，就證明是性高潮到來了。

解讀女人身體的「慾望」週期

發火？落淚？或者是莫名其妙的感覺開心、煩躁？儘管很多時候知道自己不應該這樣，卻偏偏身不由己。其實，作為一個女人，這些表現都是體內荷爾蒙惹的禍。妳可能不知道，荷爾蒙的分泌也是有週期的。

只要仔細解讀荷爾蒙的「慾望」週期，你同樣也可以循著週期去控制自己的情緒和身體，從而讓自己看起來更加嫵媚動人。就能有預見性的安排生活：

第一至七天：月經期 —— 你對外界反應過於敏感

此時處於月經來潮期，這個過程大約會持續二至八天的時間不等。月經來潮時，由於卵巢激素水準下降，尿量較平日稍增。因此，女性此時覺得自己的身材特別苗條，體態優美。同時，外表的肌膚也在一天天變得細嫩起來。

但需要注意的是，這幾天是極容易睏倦的日子，並且很有可能患上傷風感冒等小問題。調查顯示，有 28%的女性在月經期生病的可能性都比平時要高，並且有超過 70%的女性不但需要忍受痛經之苦，還必須承擔起胃痙攣和腹瀉的煎熬。此時，更要多注意保暖和休息，盡量避開捐血、手術以及婦科檢查等。

第八至十一天：卵泡早期（行經之後）—— 你的身心都開始為

夫妻生活做好了準備。

這是月經剛剛結束的時期，卵巢的雌激素分泌開始日漸恢復。在一個月的週期中，女性此時會感覺到狀態最好，不論做什麼事情都有很高的效率。即使沒有足夠多的睡眠，皮膚也仍能難以置信的紅潤、有光澤。

但雌激素並不是激發性衝動的直接因素，它只會讓女性在性愛過程中陰道更加滋潤和富有彈性，並促使血液彙集於陰道部位，在讓女性享受性愛生活的同時，也為準備妊娠做好了準備。

同時，這一段時間也是做各種婦科檢查的最好時機。

第十二至十四天：卵泡晚期（排卵之前）——愉快的心情全都寫在你的臉上

此時，女性體內的雌激素水準還在逐漸升高並達到最高值。因為卵泡也逐漸發育成熟，子宮頸黏液開始變稀，這有利於精子通過子宮而達到輸卵管，和卵子結合。所以，此時，是受孕的最佳時機。

在這個時候，女性愉快的心情全寫在了臉上。其因此表現出來諸如口才特佳、感官敏銳等特點，更能使女性在職場生活中做到遊刃有餘。

最需要提醒的是，因為身體已經為受孕做好了準備工作，所以此時女性身體的慾望也比其他時期要強烈許多。對於還不想要生育的夫妻來說，此時絕對是個危險期，要特別加以注意。

第十五至十七天：排卵期——你的性慾會變得難以抑制

顧名思義，此時便是卵子向子宮排出的高峰時刻，女性身體中支持妊娠作用的孕激素水準也呈現出高峰值。此時女性已經處在了受孕的勝利高峰期了，性慾望甚至會變得難以控制。此時無疑是最佳的性愛享受期，但仍要注意避孕措施。

第十八至二十三天：黃體早期（排卵之後）——現在你處於一

個相對平衡的狀態

在歷經了一個高峰期後，女性體內的雌性激素會出現明顯的下降。雖然此時依舊是受孕的好時期，但已無法和排卵期的受孕機率作比。此時，女性的整個身心都處在相對平穩的狀態中，情緒上不會大起大落，但身體狀況仍需要稍加注意，否則會使接下來的日子十分難熬。

此時，可以稱之為身體的「平台期」，你對皮膚的保養以及對身體素養的鍛鍊在此時都會呈現出明顯的效果。要注意，因為體內孕激素的作用，乳房可能會出現短暫的硬結塊，大多情況下會在月經開始時消失，所以不必要緊張，以免引起乳房檢查的誤診。

第二十四至二十八天：黃體晚期（再次行經之前）——你變得暴躁易怒、緊張煩躁、自殺傾向高。

處在這一時期的你個性，是情緒的最低潮時期，易出現脾氣暴躁、易怒、緊張、情緒波動，自殺傾向更較平日高出七倍。這時處在女性生理週期的結束期，體內各種激素的分泌量都明顯減少，子宮內膜的厚度有所下降，直至崩解形成新一次的月經。

不僅情緒處在低潮，身體的肌膚也會更加粗糙，容易滋生暗瘡。因為體內水分的滯留，會讓人感覺自己顯得臃腫。此時，可以適當給自己多安排一些更加輕鬆的工作，避免在這一時期做重大決定。

為了緩解這種不適，這個階段需注意少攝取鹽分較高的食物，多進食大豆製品、穀物、新鮮的蔬果，這有助於保持身體內環境的穩定。另外，此時陰道 pH 增加，是真菌成長的高危時期，必須小心預防真菌感染，譬如穿舒適的棉內褲。

心中有「數」：

女性生理的「慾望」週期是一個循環的狀態。但在接下來的一個月時間中，卻是另一個循環的開始。有效掌握「慾望」週期中的關鍵點，才能讓自己做一個美麗女人。

婦女四期節房事

女性不同於男性的生理結構，在房事問題上也有特別需要注意的地方。在女性的「四期」中，即月經期、妊娠期、產褥期和哺乳期，對方以及性生活都是要嚴格控制的。

在「四期」期間，女性從生理到心理都可能會有強烈的改變，尤其表現在性器官和性心理上，不同於正常狀態，此時它們會變得十分脆弱並且極容易受到傷害。

1. **月經是女性每個月都要經歷的時期，其雖然是一種生理現象，但卻少有人知道此生理現象背後的含義**。月經期間，因子宮內膜脫落、子宮內壁有新鮮創傷面等因素，女性生殖器的局部抵抗力會出現明顯下降。如果在這個時候強行行房事，就會容易讓陰道和子宮頸部的一些分泌物以及細菌帶入到宮腔內，輕則會導致子宮內膜炎或者輸卵管炎症，嚴重的情況還會引發不孕症。

並且，在月經期間，有許多女性都會出現內分泌失調的情況，最常見的表現就是身體出現浮腫、頭疼、全身乏力、畏冷、情緒煩雜、嗜睡、腹部有墜脹感、腰痠背痛等情況。如果再加上強行房事，更會加重子宮充血的情況，使得全身的不適感更加強烈，還有可能延長經期時間。

按照性科學的觀念來講，月經期是絕對禁止性生活的，可以有效減少婦女病的發生。

2. **妊娠期是需要進行十分謹慎的保護的時期**。這一階段雖然不至於完全停止性生活，但對性生活的保健要高度重視起來。

古代醫學著作《達生篇》中就曾這樣寫道:「受孕後最宜節欲，不可妄動，致擾子宮。懷孕後苟不知戒，即幸不墮生子，亦愚魯而疾患矣。」意思是妊娠期房事過度會致胎元不固而發生墮胎、小產，或導致後代智力低下、容易生病。書中還指出懷孕後應「遷居別室另寢」，才能「身心清靜不犯房勞，臨產自然快便，生子也聰明少疾。」由此可見，在妊娠期對性生活的要求，也是十分嚴格的。

這是因為，妊娠期是懷孕的初期，如果此時毫無節制的進行性行為，就會使得女性的子宮受到劇烈損傷而引發流產。曾經有過流產先例或者人工流產等情況的女性，更要嚴加注意。

在懷孕的前三個月，要杜絕房事。懷孕第七個月之後，也絕對不能夠進行性生活。這是因為此時胎兒已經發育完整，女性宮腔內的壓力已經處於破裂的邊緣。如果行房事，會造成宮腔壓力急劇增大，極容易出現羊水破裂的現象而造成早產，甚至是流產。而且，羊水的突然破裂，甚至會讓胎兒在腹中窒息，嚴重的還會造成女性大出血的情況。

即便是在妊娠的中期，對房事也是要嚴格控制的，避免把細菌帶入到陰道進而形成逆向感染。房事時，雙方要注意體位，可以採用側位或後位，以避免對胎兒造成壓迫。動作要輕柔，尤其需要照顧到女方的情緒和心理。

3. **婦女生產之後的一點五到兩個月左右的時間是產褥期**。這一時期，雖然減少了妊娠期的各種危險，但女性的生殖器官都不會在短時間內恢復到產前狀態，甚至女性的心理也和懷孕之前產生了很大的變化。尤其是在哺乳孩子時，身體還要承擔起更大的責任，熱量消耗也增大，所以在這一段時期最好不要進行性生活。若是在產褥期的早期，宮腔內尚有過多的分泌物未得排除（惡露未盡），局部抵抗力低下，此時行房很容易引起細菌的感染，而這種感染常是危及產婦生命的重要因素之一。

4. **還有一個特別重要的時期就是哺乳期**。此時的婦女整個身心都處在產後恢復期，加之又需要照顧嬰孩，對性的要求也比較弱。而且女性的陰道壁此時還比較脆弱，遇到強力時容易發生撕裂。另一半此時更應該要節制自己的慾望，減少性生活的次數，動作也要輕柔，防止因動作過猛而損傷脆弱的陰道壁。

如果能夠在以上「四期」對女性給予更好的關愛並且把性生活保健重視起來，確保女性「四期」的身心健康也並不是難題。

心中有「數」：

月經期、妊娠初期及末期應絕對禁止性生活；產褥期，尤其是早期，由於容易因性生活引發感染，故性生活也應絕對禁止；哺乳期雖可進行性生活，但需注意性交的次數及動作的強度。

人工流產後一年才適合懷孕

在享受性愛的時候，總是會一不小心就出現令人頭疼的問題 —— 意外懷孕，給每一對情侶的性愛蒙上陰影。隨著科學技術，人工流產也越來越普遍。但人工流產在幫助現代人輕鬆解決問題之餘，往往還會留下一些看不見的隱患，並且還會影響到女性的下次懷孕時間。

一般情況下，女性進行人流一年之後才適合懷孕。之所以要等這麼久的時間，主要是因為兩個原因：

一是，在接下來的一年時間中，人體和生殖器官都需要得到充分的休息和調養，才能讓各方面的功能都漸漸恢復到正常，以便為下一次的受孕備胎做好準備。母親身體的康健，是優生優育的基本前提。

二是，人工流產後，可能會導致孕卵異常，以及子宮內膜需要一定的瞬間去自我修復。在短時間內再次懷孕並進行妊娠活動的話，很可能會對子宮造成劇烈刺激而直接導致流產。人流後的婦女如果懷孕過早，就會因為體力不足，營養欠佳而使胎兒發育不良，或造成自然流產。

所以，即便是十分方便的人工流產，女性若想繼續懷孕，必須要做好孕前準備，避免不良的影響。

很多女性認為，藥物流產不損傷子宮，對身體傷害小，實際上，藥物流產與人工流產相比，失血更多，出血時間過長還會引發感染，一旦藥流不乾淨的話還要二次清理子宮，因此藥物流產後一樣要注意調理，及時複診。

即便是人工流產，對身體的損耗也是很大的，因此尤其要注意流產後的身體調養問題。又流產對身體有一定的損傷，不僅丟失一定量的血，加上流產過程中心理上承受的壓力和肉體上的痛苦，使流產後的身體比較虛弱，有的人還會有貧血傾向。此時補養的程度、持續的時間，應視流產者的體質、失血多少，全面衡量而宜，既不要營養太過，也不可缺乏。

術後飲食在正常飲食的基礎上，要適當限制脂肪。術後一星期內脂肪控制在每日 80 克左右。行經紊亂者，忌食刺激性食品，如辣椒、酒、醋、胡椒、薑等，這類食品均能刺激性器官充血，增加月經量。也要忌食螃蟹、田螺、河蚌等寒性食物。

在進補的時候，要以優質蛋白質和充足的維他命以及無機鹽為主，注意鐵等微量元素的攝取，以預防貧血情況出現。食物選擇既要講究營養，又要容易消化吸收。可供給鮮魚、嫩雞、蛋、動物肝、動物血、瘦肉、大豆製品、乳類、大棗、蓮子、新鮮水果和蔬菜。不吃或少吃油膩生冷食物，不宜食蘿蔔、山楂、苦瓜、橘子等有理氣、活血、寒涼性食物。應多吃易於消化的食物。補養的時間以半月為宜，平時身體虛弱、體質差、失血多者，可酌情適當延長補養時間。生冷食品一定要少吃。

但這些都屬於事後諸葛亮，與其把時間花費在思考人工流產後應該吃什麼調養身體這件事情上，倒不如事前思考應該如何避孕。

心中有「數」：

可用蛋兩顆，紅棗十個，紅糖適量。鍋內放水煮沸後打入蛋液，水再沸騰的時候再下紅棗及紅糖，文火煮二十分鐘即可。具有補中益氣，養血作用。適用於貧血及病後，產後氣血不足的調養。

男性必吃的十一種健康食品

俗話說：「吃什麼補什麼。」男性和女性有別，在飲食上也要有自己的獨特性。對於男性來說，不但要追求健康的飲食，更要追求聰明的飲食。

如果學會從飲食上入手，想要粗壯的肩膀、岩石般的腹部、靈活的大腦和旺盛的性慾都不是難題，且能夠讓讓每一口食物都有所效果。男性，必須要攝取一下十一種食物，才能讓自己更加充滿雄性的魅力：

1. 火雞胸

火雞是西方人的美食，在亞洲並不常見。但是每 30 克去皮的火雞胸肉含有 7 克蛋白質，能夠有效促進肌肉生長。而火雞中含有的豐富的胺基酸和維他命以及具有抗癌作用的硒，對男人來說都是必不可少的。

2. 橄欖油

每天飲食中滴入兩湯匙的橄欖油，就能保護心臟。因為橄欖油中含有對人體十分有益的不飽和脂肪酸，常食用橄欖油可以大大降低患上心臟疾病的風險。與此同時，其中含有的抗炎蛋白成分能幫助人體減輕疼痛和腫脹，可以說是即當調料又當了藥品。

3. 藜麥（昆諾阿藜）

藜麥也是餐桌上不可缺少的一種。它是生長在安第斯山脈的一種穀物，做出來的麵包有一種淡淡的香味。最重要的是，藜麥中含有的蛋白質比任何其他穀物都要高，堪稱「穀物蛋白之王」。路易斯安那大學營養學教授克里斯多夫．莫爾還補充說：「藜麥還富含纖維素和維他命 B。」

4. 黑豆

別看黑豆小，但卻能讓人產生足夠的飽腹感，可以讓你在短時間內就恢復充沛的體力。這是因為，黑豆中富含的纖維素可以有效的填充胃部並產生飽脹感。它又含有一種非常複雜的碳水化合物，能夠在體內轉化成足夠一整天消耗的熱量。即便是肉類，也沒有辦法和黑豆所能夠提供的營養元素作對比。

5. 綠茶

常喝綠茶，有明顯的抗癌功效。並且綠茶中含有的成分不論是用冷水還是熱水浸泡都能夠充分釋放出來，喝一口綠茶，還能夠減肥和延緩衰老。而綠茶屬於即溶類，也不要很長時間去悶泡，可以稱得上是又省時又貼心的好飲品。

6. 蛋

蛋裡幾乎含有肌肉成長需要的所有營養。蛋富含人體肌肉成長必需的胺基酸和能增進記憶力的複合維他命 —— 膽鹼。蛋是膽鹼最豐富、最可靠的來源之一。但蛋最好不要多吃，以每週吃三至七個為宜，不要超過每天一顆蛋的數量。

7. 牛奶和其他乳製品

如果沒有足夠乳製品攝取，人類的身體就會釋放出一種可以讓蛋白質和脂肪留存在體內的荷爾蒙，這不論是對男性還是對女性來說，都不是個好消息。乳製品中富含有可以讓脂肪充分燃燒的成分，能有效減少脂肪囤積。

8. 水

飲水能排出體內的有毒物質、調節體溫、舒緩關節、防止腎結石和運輸從食物中攝取的養分到各個器官。飲水，對減輕體重也大有好處。如果你對每天八杯白開水已經產生厭煩情緒的話，可以喝一些不加糖的檸檬水，效果是一樣的。

10. 大豆

大豆是美國海豹特種部隊的日常食品。大豆富含有可以媲美肉類的蛋白質，又如同全麥食品富含的纖維素、還含有水果和蔬菜中常見的抗氧化成分、維他命和礦物質。常食大豆的方式以豆腐和豆漿為主，經常服用，對男人在性愛中的表現也有大幅度的提升作用。

11. 牛肉

牛肉中含有大量的有助於肌肉成長的蛋白質，並且富含鐵和鋅，這是促進循環系統保持健康的基本因素。而且相比起其他肉類來說，牛肉中的脂肪含量最少，食用牛肉也就等於更少機會患上其他疾病。在選擇牛肉的時候，以取自上臀和後腰脊頂部的牛肉為最佳。

心中有「數」：

這十一種健康產品並不需要天天、頓頓都面面俱到的攝取，做到營養均衡是健康飲食的首要前提。男性合理攝取這些食物品類，在給自己一個好身體的同時，也等於是給了夫妻乃至整個家庭更好的未來。

國際性醫學會：一分鐘內射精就算早洩

男人都有一種杞人憂天的心境，生怕在性愛中無法滿足對方，從而有損自己作為大男人的尊嚴。沒有任何一個男人想做「快槍俠」，儘管早洩的情況可能並沒有在你身上發生，但所有的男人都存在著這樣的心理危機。

關於重新定義早洩，最早是在 2007 年 10 月國際性醫學學會（ISSM）上提出的。當時，來自全球各地的頂尖早洩專家指出，應該明確一個現代的、以循證醫學為基礎的早洩定義。在所有的專家進行了嚴格的探討之後給出的結論是：早洩是射精造成的性功能障礙，總是或幾乎總是發生在插入陰道以前或插入陰道的 1 分鐘以內，完全或幾乎完全缺乏控制射精的能力，並造成自身的不良後果，如苦惱、憂慮、挫折或迴避性親熱。

也就是說，只有那些在雙方性器結合之後，一分鐘之內就草草繳械投降的男人，才會真正被劃歸到「快男」的行列之中。這個結論可以讓絕大多數的男人把懸著的那顆心放下了。

研究調查顯示，70%的男性在陰莖和陰道完全結合之後的二至六分的時間中才會射精。這個資料一方面說明了大多數的男性都不存在早洩的難題，另一方面也說明這個時間足以算得上是正常的做愛時段。

因此，即便有許多男性依舊對自己的性能力保持懷疑的態度，這也很有可能只是一種心理因素在作祟。

年輕人性經驗缺乏，很容易性興奮而導致射精快，這並不算是早洩。從三十歲開始男性的性功能就逐漸緩慢下降，硬度也無法和從前相比較。當身體的機能漸漸走向衰老時，性功能也會受到很大影響。

但任何大男人都是可以鍛鍊出來的，告別早洩，也並不是無路可尋。

1. 停止 —— 再刺激方法

性生活過程中可以採取女上位，當男性感到要射精時停止刺激，待射精反射消失時再進行刺激，這樣反覆訓練以達到對射精的控制。

2. 擠壓法

依舊是採取女上位，當患者有臨近射精的感覺時停止刺激，女性用拇指擠壓夾住陰莖的繫帶處，時間為三至四秒，半分鐘後射精反射消失，可以再繼續進行性交或擠壓法練習，每天練習四至五次，可以提高射精閾值，達到治療早洩的目的。

3. 注意力分散法

當產生射精慾望的時候，學會把自己的注意轉向其他事情，同時停止性愛動作，以減低性興奮，延緩射精。由於突然的緊張，興奮點轉移，均可以達到延緩射精的目的。

4. 下拉陰囊

男性處於射精興奮狀態的時候，陰囊會呈現出緊縮的狀態，睾丸也會出現明顯的向陰莖根部靠近提升的反應。女性可以抓住時機適當牽拉對方的陰囊，這樣做可以降低對方的性興奮程度而達到延緩射精的目的。

5. 用保險套

保險套不僅可以有效的防止精液滑入女性的陰道，它更能夠降低男性龜頭的敏感度，從而延長性交時間。這是最安全有效的物理方法。

6. 恥骨尾骨肌訓練

恥骨尾骨肌對於控制射精具有一定的作用，男性如果恥骨尾骨肌無力就會失去對射精的控制，為此要加強該肌肉的鍛鍊。鍛鍊的方法是，每次在小便的時候，可以嘗試著中途有意識停止排尿動作，間隔幾秒然後再繼續排尿。在排尿過程中，需要用前腳掌著地，後腳跟微微離開地面。後排牙齒呈似含著一顆棗的狀態，以似合不合為佳。這樣做，可以對恥骨尾骨做到十分有效的鍛鍊，慢慢就會提高對射精的控制能力。

學會以上幾種方法，可以讓你光明正大的做一個大男人，再不用受早洩問題的困擾。你甚至會發現，在自己床上功夫提高的同時，生活也會變得更加美好。

> 心中有「數」：
>
> 有些男性雖然從實質性愛開始到射精，可能也就兩三分鐘的時間，但他和伴侶都能獲得滿足，自身沒有苦惱、憂慮等情況，這樣的人是「射精快」，不能算是早洩。究其根本原因，還是其對早洩的概念存在著錯誤的認識。

第八章　生活小細節
決定一生大健康——
「數」說生活中的養生智慧

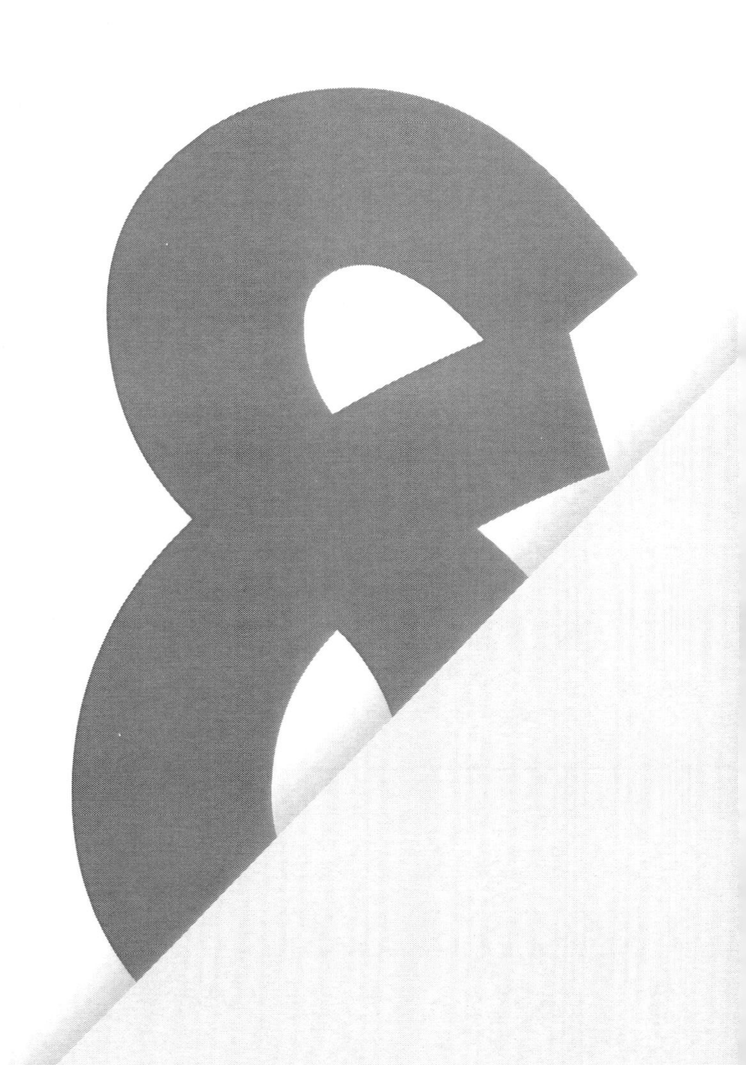

年四十，而陰氣自半也

中醫認為，年過四十陰氣自半，說的是人在過了四十歲之後，身體功能就會大幅度減弱，整個腑臟器官的功能都出現衰退。根據一項英國研究顯示，人腦功能在四十五歲之後也開始逐漸退化。而在衰老問題上，女性比男性更經不住歲月的摧殘。

四十歲之後的人，多會出現腎陰虧損、陰津衰少、虛火內生等症狀。婦女常可能出現一些虛熱的症狀，故平常還應少吃辛辣燥熱之物，如蔥、蒜、辣椒、酒等，多吃養陰的食物，如百合、藕、生梨、地瓜、芹菜等。尤其是處於這一年齡的女性也正好處在絕經期前後，在臨床上，把女性在這一時期表現出來的頭痛、耳鳴、煩躁易怒、發熱汗多、口乾舌燥、皮膚瘙癢、月經紊亂、關節痠痛等一系列不適感綜合稱之為「更年期症候群」。

這是病，但卻又不失藥物可以治療的疾病。中醫認為，這是體內陰陽失調所致。女性想要平安度過這一段時期，除了必要的藥物調理外，還需要積極的從衣食住行等幾個方面入手，以調節身心為手段，促使陰陽和合。

1. 衣

四十歲以後的人因為體內陽氣衰落而陰氣漸盛，故對天氣的冷暖極為敏感。此年齡的人，衣著要盡量寬鬆合體，以使體內的氣流能更順暢流通。平時多注意天氣預報，及時增減衣物，防止疾病發生。材質上要以棉布類為主，其透氣性好，對皮膚健康有利。

另外還要注意，俗話說，寒從腳底入，病從腳底起。對於足部的保護也必須重視起來。應穿較為鬆軟的鞋子，以防鞋底過硬而容易患上骨刺。足部保暖極為重要，拖鞋要少穿。

2. 食

民以食為天。更年期的婦女因為生理上處於重大的改變時期，所以要多多補充各種維他命。如果身體出現不適，也可以適當以藥物來調養。怕冷可吃附桂地黃丸，內熱吃知柏地黃丸，視力模糊服杞菊地黃丸，體虛服補中益氣丸，血虛服歸脾丸，心悸服穀維素，睡眠不好吃天王補心丹等，這些對減輕更年期症狀都有好處。

要謹記的是，不論何時，飲食都要保持多樣化，每日所需要的蛋白質、脂肪、維他命以及各種微量元素都要平均攝取，不可過度，也不能太少，這也就要求每日所食菜色要豐富多樣。這樣做，才能提高人體的免疫力，減少疾病的發生。

3. 住

居住環境安靜舒適，室內空氣清新，房間整潔有序，這是對住的基本要求。因為居家環境是每一天的大多數時間都要面對的，只有有利於心情舒暢的環境，才能增進健康。不論春夏，房間都應保持乾燥，避免寒氣侵入人體，加重更年期的症狀。即便是夏天，冷氣溫度也不要低於 25℃，謹防冷氣病。

4. 行

越是患有更年期症候群，就越需要經常出門走一走，讓自己保持心情舒暢。可以時常聽聽音樂、寫寫字、養養花等，以分散注意力，減少煩惱。多與他人交往，多聊天話家常，都是有效緩解心理壓力的好方法。

心中有「數」：

其實，更年期症候群是一個遲早都會過去的「病症」，只要把自己生活中的每一件事情都有規律安排好，注意適當休息，保證充足睡眠，適當運動等，就能夠讓自己平平安安過好這一特殊時期。永遠都不必為逝去的年華而苦惱，即便是老年，也有著非同一般的夕陽之光彩。

每天至少要享受日照一小時

相比起陰雨天，大多數人還是更喜歡陽光明媚的午後。尤其是冬天，坐在陽光中，瞬間感覺到寒冷都被驅散了。喜歡晒太陽，這是人們習慣性的表現。但你知道太陽該怎麼晒才會使人體更健康嗎？

研究顯示，每天享受日照至少一小時的人比整天呆在室內的人更加快樂，更有活力。

對於女性來說，陽光能呈現出更大的重要性。這是因為，我們的情緒是受體內荷爾蒙的量所支配的。女性因為月經的緣故，在經期前後，身體的荷爾蒙分泌量會出現相當大的變化，進而會引起情緒上的各種不適應症狀。治療這一問題最有效的方法就是多晒太陽，用太陽光這種最有效且最綠色無公害的治療方式來說明我們解決身體和情緒上的小問題。

陽光之所以幫助我們趕走沮喪的情緒，是因為在享受了足夠的日光浴之後，陽光可以提升大腦血液中的複合胺的分泌水準。這種複合胺的成分和當今市面上常用到的抗憂鬱類藥品 Prozac（百憂解）幾近相同，其作用也類似。所以不要忽視了陽光的作用。即便是在陰天，在戶外所能夠獲得的陽光數量也是室內的二十倍之多。

工作忙、生活累、壓力大，這些都不應該成為現代人宅在家中的理由。只要每天享受一個小時的日照，就能讓陽光趕走你的憂鬱，有效緩解工作和生活帶來的壓力。

而且，常晒太陽，給自己洗個日光浴，還有治病的療效。日光浴是一種利用日光進行鍛鍊或防治慢性病的方法，主要是讓日光照射到人體皮膚上，引起一系列理化反應，以達到健身治病的目的。但同時也要注意的是，日光浴如果晒過了頭，就會造成皮膚黑色素沉澱，愛美的女性一定不會想要這樣的結果。

因此，想要更健康晒太陽，就需要做到以下幾點：

1. 多晒頭頂，可補鈣生髮。

當太陽光晒過頭頂的時候，能幫助身體內的鈣質得到吸收。所以在晒太陽的時候，要改變用帽子遮住臉的壞習慣。尤其是小孩子，家長因為擔心孩子的肌膚嬌嫩而給孩子更多的遮擋，這樣把最好的晒太陽效果也擋在了門外。其實，只要控制好晒太陽的時間，多讓自己晒晒頭頂，尤其是對處在發育期的族群，有助於大腦的發育和頭部骨骼的生長，並且還有益於頭髮的再生。

2. 多晒後背，有助於脾胃調和。

中醫認為，人體的前面為陰，後面為陽。多晒後背，就能夠產生補充陽氣的作用。脾胃不和的人多表現為手腳冰涼，稍微吃一點涼東西就容易腹瀉，如果在晒太陽的時候多多晒後背，就能夠達到驅散脾胃中的寒氣並改善消化功能的作用。同時，晒後背還可以產生疏通背部經絡的作用，對心肺功能也大有裨益。

3. 晒太陽的時間以每天十小時左右為佳，對青少年來說，這個資料還具有預防近視的功效。

這是因為，戶外的光亮是室內亮度的十倍以上。在戶外活動時間越長，兒童和青少年的眼睛對光度的感知也就越好，也就更不容易患上近視。但想要做到預防近視，必須達到足夠的晒太陽時間。

4. 對於老年人來說，晒太陽的時候一定要多晒雙腿，可以預防晚上腿抽筋的現象。

有很大一部分老人患有「老寒腿」的毛病，這就更應該在陽光充足的時候給自己的雙腿來個日光浴。晒雙腿可以祛除腿部的寒氣，有效緩解小腿抽筋的現象，幫助腿部對鈣質的吸收，讓骨骼更加健壯，防止出現骨質疏鬆的情況。而且，我們腿上有很多穴位，晒太陽能夠讓這些穴位的氣血流通起來，不但可以讓人感覺到腿輕腳便，還有助於消除疲勞感。

此外，多晒太陽，還能夠增加女性受孕的機率。在陽光下漫步十五至三十分鐘的時間，能使身體獲得足夠的維他命成分。晒太陽的時候，以上午十至十一點的時段為最好，此時陽光中的紫外線偏低，在使人感到溫暖的同時，也不會對皮膚造成傷害。

心中有「數」：

不同年齡段的人，晒太陽的時間長度也不盡相同。嬰幼兒每次只需要十五至三十分鐘，成年人則需要一至兩個小時，老人晒太陽的時間可以縮短到二十至三十分鐘為宜。給自己掌握合理的晒太陽時間，在溫暖的陽光下就可以留住健康在身邊。

零吸菸下的高額健康利潤

抽菸的朋友每次買香菸的時候都會在菸盒上看到一句「吸菸有害健康」，但卻少有人會把這句話真正放在心中。還有句俗話說：「飯後一支菸，賽過活神仙。」社交中難免遞送菸酒的過程，現在我們來談談，抽菸究竟會為自己的健康帶來多大的危害。

在香菸形成的煙霧中，一氧化碳、氫氰酸（氰化氫）及氨等有害氣體占到了 92%的成分，剩餘的 8%為焦油等顆粒物，尤其是以尼古丁為主的致癌物質可以多達四十餘種。因為尼古丁對人體可以形成成癮作用，而吸菸給身體帶來的傷害又是十分緩慢乃至讓人根本就意識不到的，所以很少有人會意識到自己在抽菸的過程中究竟吸進去多少致癌物質。不僅如此，吸菸還會誘發多種癌症、心腦血管疾病、呼吸道和消化道疾病等，是造成早亡、病殘的最大病因之一。

英國的研究者曾經進行過一次長達四十年的調查研究，最後得出來的結論令人咋舌。調查發現，中年吸菸族群的死亡率是不吸菸族群的三倍之多。

在每年死於支氣管炎的患者中，菸民就占據了 75%的數量。死於心肌梗塞的患者中，吸菸者也占據了 25%的位置。

而抽菸所能夠帶來的危害，遠遠不只是抽菸者本人所獨享的。父親每天吸菸一至十支可使新生兒患有先天畸形的比率升到 1.4%，每天吸菸十支以上的比率為 2.1%。而母親抽菸的話，給新生兒帶來的危害會更大。女性每天吸菸不足一包的，嬰兒死亡危險率為 20%；每天吸菸一包以上的，嬰兒死亡危險率為 35%以上。

青少年抽菸比成年人抽菸也更具有危害性。這是因為青少年的身體尚處於發育期，各生理系統、器官都尚未成熟，其對外界環境的有害物質的抵抗力較成人為弱，易於吸收毒物，損害身體的正常生長。長期抽菸的青少年，會比不抽菸者要遲鈍許多，記憶力也會差一些。心理研究結果顯示，吸菸者的智力效能比不吸菸者減低 10.6%。

但儘管有資料顯示，長期抽菸者肺癌的發生率比不抽菸的人要高十至二十倍，並且吸菸是造成心腦血管疾病、癌症、慢性阻塞性肺病等多種疾患的危害因素，其已經成為繼高血壓之後的第二號全球殺手。並且吸食二手菸的危害要更大。

這些都是抽菸給我們的健康帶來的危害。如果能夠在家庭和社會中實現零吸菸，我們的健康也就不會為此而賠付上高額利潤了。

那麼對於吸菸者來說，如何才能更加有效的戒菸呢？

1. 戒菸最考驗的是耐力和持久性，應該從現在就開始，採取逐漸減少抽菸次數的方法，通常在三至四個月時間後可以戒菸成功。
2. 完全丟掉身邊所有的香菸、打火機、火柴以及菸灰缸等有可能引起抽菸欲望的事物，避免參加或進入有吸菸情況的場所。
3. 如果菸癮上來了，可以吃一些水果，做深呼吸運動，也可以嚼無糖口香糖。但要避免用零食來作替代品，否則會引起血糖升高。
4. 最難熬的其實是剛開始戒菸的前五天。此時要保證在兩餐之間喝五至八杯水，幫助體內尼古丁的排除。洗溫水浴也有助於暫時擺脫菸癮的困擾。不喝刺激性飲料，以牛奶、新鮮果汁或者穀物類飲料代替。飲食上要避免吃家禽類肉品，少油炸和甜品，多給身體補充一些維他命 B，能有效的安定神經。尤其要注意的是，在這五天的時間中一定要保證充足的休息時間，生活盡量規律化。

因為零吸菸，為的不只是自己的健康，更對於家人和朋友的關愛與責任。

心中有「數」:

只要把自己堅決不抽菸的想法堅持下去，就一定能夠獲得成功。許多人在徹底戒菸之前可能會反覆以上過程，但也有一些人反映他們戒菸比想像中要容易。要想成功戒菸，最重要的是要有恆心。

每天睡前飲用 50ml 的紅酒

人人都知道，肥胖有許多弊端，其不僅讓愛美的女性愁腸百轉，更使我們的身體產生各式各樣的疾病。已知的由肥胖直接引起的疾病中，高血壓、心臟病、糖尿病、關節炎等都會對我們的生命造成嚴重損害。

每一個行走在減肥路上的人，都有著瘦下去的堅強目標。但減肥並不是一項口頭說說就能完成的事情，同樣存在許多無法忍受飢餓和運動的想瘦一族，千方百計尋求更好的方法卻不可得。

其實，只要每天晚上在臨睡之前能夠服下 50ml 的紅酒，就能輕鬆實現減肥的夢想。而個人的體質不盡相同，尤其是當一個人對酒精有過敏現象，這個方法就不適用了。

用紅酒來減肥，是一項聽起來既新鮮又有些不可思議的事情。紅酒中含有一種元素叫丹寧，它能夠產生抑制細菌繁殖的作用，在體內可以有效的幫助我們的身體進行消化活動。並且紅酒中也含有豐富的維他命 C、E 以及胡蘿蔔素，這些都是具有抗氧化功能的營養素。長期給身體補充，能夠使身體保持更好的新陳代謝頻率，並可以預防衰老。只要每天睡前飲上一杯紅酒，就可以使得身材不會隨著歲月的流轉而變得臃腫。

紅酒含有豐富鐵質，加上酒精本身具有活血暖身的作用，因此可以改善貧血，暖和腰腎，有效減少身體內水分的堆積。浮腫體質者尤其適合這種既美膚又纖體的紅酒瘦身法。

因為紅酒的特殊性，所以只有在睡前飲用才更有瘦身效果。紅酒即便是度數比較低，也是含有一定的酒精量的，睡前適當飲用可以有效的提高睡眠品質，並可以讓身體在睡眠的過程中保持相對較高的溫度，讓本來在夜晚處於沉靜狀態的新陳代謝活動因為體溫的升高而再次活躍起來，脂肪燃燒就屬於其中的一項。並且紅酒中也含有具有舒緩身體壓力的葡萄多酚，因為人在壓力狀態下很容易暴飲暴食，少量的紅酒就能輕易改變這樣的情況，讓你想瘦的夢想輕而易舉的實現。

需要注意的是，不論是飲什麼酒，都不要空腹進行，最好能夠和其他事物一起飲用。而且酒類本身就是一種高熱量的飲品，一兩白酒所產生的熱量相當於三兩白米飯的功效，而且啤酒和果酒中含有其他熱量物質。紅酒自然也不會屬於例外。所以即便喝紅酒對減肥有功效，也要避免大量飲用，以每天 50ml 的量為最佳。

心中有「數」：

紅酒不同於白酒和啤酒，對保存方法有特殊的要求。如果購買的時候紅酒是處於常溫之下，那麼拿回家同樣常溫條件下保存。想喝冰涼口感的紅酒，在飲用時加冰塊即可。如果一定要放入冰箱，也只適合存放於溫度變化較小的蔬果室內。如此保存的紅酒，才更具有口感，也才會讓你的紅酒瘦身之旅增添一份好味道。

每天刷牙兩次，讓你遠離齲齒痛苦

「牙痛不是病，痛起來要人命。」如果說病從口入的話，牙齒可是第一道接觸病菌的關卡。保護牙齒的意義，一點都不亞於其他器官。有過牙痛經歷的人都知道，這是一種幾乎無法用藥物來治療的病，除了簡單的止痛藥之外，根本就沒有什麼特效藥。

針對牙疼，最關鍵的一點還是在於預防，透過有效的保護，維持牙齒的健康。日常生活中，我們給牙齒所做的最好的清潔就是每天早晚兩次刷牙過程。

在所有造成牙疼的疾病中，齲齒是發生率最高的一種。並且齲齒本身在初發階段因為基本沒有任何異常的表現，所以也總是被人們所忽略，及至已經感覺到牙疼的時候，齲齒就已經發展到十分嚴重的地步了。齲齒不僅會造成牙齒疼痛難忍，而且有可能直接讓牙齒失去咀嚼功能。所以世界衛生組織已將齲齒與腫瘤、心血管疾病並列為人類三大重點防治疾病。兒童患有齲齒的機率達到 66%，中年人患上齲齒的機率已經上升到了 88.1%，老年人患有齲齒的機率竟然高達 98.4%。

儘管齲齒的發生率如此之高，並且發病情況也十分嚴重，但其同時也具有預防效果好、早點治療痛苦小、損傷小、花費少等等特點。其實，只要我們每天早晚兩次的刷牙，能夠徹底的進行，防治齲齒也僅僅只是舉手之勞的事情。

可雖然我們每天都在做這件事情，但並不是每個人都懂得應該如何刷牙的。刷牙是在幫助口腔和牙齒做衛生保潔工作，基本目的是能夠除去軟垢、汙物，清潔口腔，減少或防止口腔和牙體疾病的發生。但如果刷牙方式不恰當，不但不會有益，還很有可能會對身體產生傷害。

正確的刷牙方式如下：

1. 將牙刷毛的一側放在欲加洗刷的牙齒的唇、頰側（外面）或舌、顎側內面之牙面上，牙刷毛需要與牙齒長軸保持平行，毛尖朝向牙根，緊貼牙齦和牙面，然後旋轉，牙刷面向方向與牙長軸約成 45 度角，輕壓牙齦，順牙間隙向咬合面（上頜牙由上向下，下頜牙由下向上），做剔刷的動作刷去汙物。

2. 對於牙齒咬合面的清理，可將刷毛緊壓咬合面，以前後拉動的方式洗刷。
3. 刷牙的時候要將口中所有的牙齒按照上下、左右分好區域，再按照先上後下、先左後右、先外後內的順序逐個去刷，使得唇（頰）面，顎（舌）面及咬合面都能刷到，不致遺漏。
4. 刷牙時，所用力量以不至於使牙齦和牙齒產生疼痛感為宜，每個人可以根據自己的情況靈活掌握。一般為 150 克左右，即大約相當於拿起一個柳丁的力量。
5. 刷牙後應用一定的力量漱口，將刷下來的軟垢汙物沖洗乾淨。
6. 一般刷牙時間保持在兩分鐘左右，時間過短的話有草草了事之嫌，時間過長也不會比較乾淨。
7. 牙膏也不需要擠出太多，以二至三公分的長度為宜。

而養成良好的刷牙習慣不僅可以清除牙齒疾病，對口腔為生的保持，還會有效減少心臟疾病的發生機率。

心中有「數」：

在預防心臟疾病的時候，要做到的四點內容為：不吸菸、常鍛鍊、正確飲食和經常刷牙。日常舉手之勞不應輕忽，所以即便是再忙再累，也永遠都不要忘記了早晚兩次的刷牙過程。

梳頭十分鐘，可以防中風

頭髮比較長的朋友每天早上都要整理一遍自己的頭髮。但在生活節奏比較快的大都市中，早上或許沒有足夠時間給人們認真梳頭，所以就有很多人為了方便乾脆剪掉了長髮。其實，梳頭不僅僅是為美觀需求，這個簡單的小動作對自我保健也是大有好處的，尤其對中風者來說有著很好的防護作用。

透過梳頭，可以疏通氣血，有滋養和堅固頭髮、健腦聰耳、散風明目、防治頭痛的作用。早在隋朝，名醫巢元方就明確指出，梳頭有通暢血脈，祛風散溼，使發不白的作用。俗話說的好：「梳頭十分鐘，輕鬆防中風。」講的就是梳頭這件不起眼的小事情對身體保健的重大意義。

大腦是我們身體的司令部。有句老話說：「抗衰老，先治腦。」但對於上年紀的人來說，偶然不小心，就很有可能患上中風。對此，我們既不需要藥物的治療，也不需要千方百計保護，只要每天都能夠留十分鐘左右的時間認真梳頭，就不用怕中風找上門來。

這是因為，我們的身體從頭到腳都遍布了經絡，人體的內外、上下、腑臟和體表之間都是由經絡聯繫的。頭為「諸陽之首」，「諸陽所會，百脈相通」，我們頭頂的穴位叫「百會穴」，意思是所有全身上下經絡都彙集於此處。我們人體中的所有重要經脈以及多達四十多個穴位，還有十多處特殊刺激區都集中在頭部。梳頭時，梳齒反覆經過百會、率穀、上星、太陽、玉枕、風池、翳風、翳明等穴位，對這些穴位產生良好的按摩刺激作用，有利於平肝息風，止痛明目。

時常梳頭，當梳子經過以上這些穴位的時候，由此產生的生物資訊就會透過其他經絡傳遞開來，進而使得頭部的毛孔放大，有利於邪氣外散。雖然梳頭是不經意的行為，但卻已經實現了疏通經絡的目的，對調理臟器和提高人體的抗病能力都有好處。

而且，在梳頭的過程中，還會讓神經形成反射作用，進而促進血液循環，增強身體組織的新陳代謝能力。梳頭本身就是去除掉頭髮中的汙垢和皮脂腺和汗腺分泌物的過程，一方面保持了頭部的清潔，有利於頭部皮膚的新陳代謝，另一方面透過對頭部的經絡進行刺激而引起全身臟器之間的一次全新反應。種種微妙的關係綜合作用起來，就會讓整個身體僅僅因為梳頭這一個小動作而變得通泰起來。

梳頭用的梳子也有特殊的要求。梳具最好選用玉質、牛角質或木質的，而不用塑膠製品。玉梳和多功能牛角梳最為理想，因為它含有豐富的礦物質和微量元素，對人體的健康大有裨益。

長期堅持梳頭，不僅可以疏通全身經絡、促進氣血順暢，增強人體免疫力，還可以增強中樞神經系統的平衡協調功能，健腦提神、緩解精神緊張、促進睡眠、消除疲勞、延年益壽，並且對於感冒、高血壓、腦血管等疾病還有預防作用。要養生，先梳頭，這也是最簡單的保持健康的養生智慧了。

心中有「數」：

正確的梳頭方法是，首先從梳開散亂的髮梢開始，用梳子輕貼頭皮，慢慢旋轉著梳攏。用力要均勻，如用力過猛，會刺傷頭皮。在梳頭時，同時將身體向前屈或向後仰，以促進血液循環，這樣效果會更好。一處每次梳五至六次，整個頭髮平均一天梳攏一百下左右為最適宜。

戴口罩防流感不要超過四小時

春夏秋冬一年四季交替的事情，也正是感冒多發期。感冒的人，習慣戴上口罩出門，以免自己把病菌傳染給他人；沒有感冒的人，也會戴著口罩出門，以免吸入對身體有害的病菌。這本是值得稱讚的公德心，但戴口罩的人多了起來，卻少有人知道如何才是正確的戴口罩。口罩雖小，其背後的學問卻很深。只有方法得當，才能夠在最大程度上隔絕病毒，預防疾病產生。

尤其是流感多發季節，去人群集中且空氣不流通的地方時，佩戴口罩是最好的防疫措施之一。但口罩不宜過薄，否則很難產生真正的防護作用；也不宜過厚，否則很容易造成人體呼吸困難。更需要注意的是，即便是長期處在人口密集的地區，也不要連續超過四小時佩戴同一個口罩。這是因為，透過四個小時的呼吸作用，口罩內已經附著了人呼出的蛋白質和水分等物質，其滋生出的細菌危害一點不比外界的病毒差。如果不及時摘除或者更換口罩，其對人體的有害將是無形的。

單純從保暖禦寒和預防感冒的角度來說，戴帽子可以防止人體流失一定的熱量，但戴口罩卻並不一定能夠產生相同的好處。

季節交替易患感冒，是因為人體頭部的皮膚比其他部位的皮膚更加細密，頭部的血管和淋巴組織也更豐富一些。如果此時頭部經常外露，就容易導致頭部熱量散失。尤其是在劇烈活動之後，當風把頭部的汗液帶走時，也順便帶走了我們身體的熱量，極容易遭到風寒的侵襲。這樣的情況在秋冬季節尤為嚴重。所以如果要有效防止感冒，秋冬季節出門的時候戴上一頂帽子是最好的選擇。但對戴口罩來說，卻有著另一番不同的意義。

有些人習慣在寒冷的季節整天都帶著口罩，這其實會明顯降低身體的禦寒能力。我們的鼻腔中存在許多海綿狀的血管網，所以鼻子是血液循環最旺盛的地區之一。尤其是鼻腔乃至整個呼吸道上都覆蓋著一層黏膜，其下面又存在有微血管，如果鼻子能夠吸進去一些冷空氣，當空氣經過曲曲折折的呼吸道而進入肺部後，其溫度早已經接近了人體的正常體溫。所以根本就不要擔心因為吸進去了冷空氣而發生感冒的問題。

在這種情況下，人體可以透過適當的鍛鍊而增強此項生理機能，從而提高自身的禦寒能力。如果整日以口罩遮掩住口鼻，不但對預防感冒沒有絲毫成效，反而還會使得整個鼻腔以及呼吸道中的黏膜得不到有效的鍛鍊而更容易讓人體感染到風寒。

更佳錯誤的做法是，有些人習慣性的把圍巾蒙在嘴上來代替口罩，這會讓自己吸入更多的羊毛和化纖織物，不但對肺部來說是個負擔，而且可能因造成頸部外露而受寒。最後反而可能出現得不償失的後果。

因此，出門在選擇戴口罩之前，最好先考慮清楚是否具有這個必要性。如果單純為了預防一般性的流感病毒，我們或許可以從其他更好的管道入手來代替口罩這一手段。但如果是為了防止在路上吸入汙染的空氣和沙塵，那麼口罩就具有十分的必要性了。

心中有「數」：

不管你是出於什麼樣的目的而給自己的口鼻多加一層保護，永遠都要記住一點：戴口罩不要超過四小時。

準媽媽一週內用電腦別超過二十小時

隨著手機電腦等電子產品的普及，我們日常的生活和工作越來越離不開網路。在電子產品給生活帶來便捷的同時，也有不少人擔心輻射的問題，尤其是準媽媽。孕婦在懷孕期間，因還不到預產期，所以暫時離不開正常的工作內容，自然也就無法避免電腦、手機等產生的輻射。

世界衛生組織認為，電腦、電視機、行動電話、微波爐、印表機等產生的電磁輻射會對胎兒產生有害影響。有資料說，人長期受電磁波輻射干擾，容易導致青光眼、失明症、白血病、乳癌等病症。這就更加需要引起所有準媽媽的重視了。

有專家建議，準媽媽們一週使用電腦的時間最好不要超過二十個小時，並且每用一小時的電腦就要起身離開十分鐘，同時也要盡量減少其他電器產品的使用。在懷孕期間，尤以前三個月最為關鍵。此時，孕婦盡量不要接觸電腦，因為前三個月是胎兒發育最敏感的時期。這時候，胎兒的所有器官都還尚未成形，準媽媽的一個不注意就可能會導致出現畸形兒，致使自己抱憾終生。

然而懷孕期間的前三個月，孕婦的身體出現妊娠反應的情況有時候並不明顯，這也就會導致很多人可能已經懷孕了但自己卻並不知道，依舊如同正常人一般上班工作，並且還要和電腦、印表機等等電子產品頻繁接觸。所以即便是在平時的工作中，在自己的電腦螢幕加上一個保護視力屏幕是最貼心的好方法。

我們平時在操作電腦的時候，整個身體都是處在各種電磁輻射包圍中。

尤其是在空間狹小且密閉的辦公室隔間中，包括紫外線、可見光、紅外線和特高頻、高頻、中頻及極低頻電磁場等輻射源。即便是筆記型電腦，也會產生一定量的電磁輻射。雖然筆記型電腦的液晶顯示幕輻射量很小，但真正對身體造成輻射干擾的卻是來自於和我們的身體接觸最為親密的鍵盤。

在現代生活中，電磁輻射已經讓人無法躲藏。孕婦在確定已經懷孕後，如果無法及時停止和電腦打交道，就需要穿上防輻射背心或者防輻射圍裙，給自己的身體以及肚子裡面的孩子多加一層保護罩。

除此外，準媽媽還需要擔心的另一個問題是「輻射屋」。據放射檢測專家介紹，目前居民家使用的天然裝飾石材中，有一部分具有放射性汙染，而由工業廢渣製成的煤灰磚、礦渣磚 GRC 等建築材料，不少放射性超標。有些家庭裝修使用的壁紙、壁布、塗料、塑膠、板材等，釋放出大量有害氣體，致使居室空氣汙染嚴重，變成了「輻射屋」、「汙染房」。其給準媽媽帶來的輻射強度，要遠遠大於電子產品。

懷孕之後，可以在自己的家中做一次輻射源檢查，對輻射強的地方要適當加以遮罩，主動和輻射材料之間加大距離，減少接受輻射的時間，確保胎兒的安全。這是每一個準媽媽都應該盡到的責任。

心中有「數」：

在平時和電腦打交道的過程中，準媽媽還需要注意：距電腦至少一公尺開外，以確保和輻射源之間保持足夠的距離；工作完畢後，要記得洗澡換衣服，不要穿著帶有輻射的衣服入眠，否則會造成更大的傷害。

洗澡用水，五種溫度清洗五個部位

洗澡是每天都要做的事情，我們平時洗澡水的溫度以和人類體溫接近的 35℃～ 38℃最為適宜。但身體上的不同部位，卻是需要以不同的水溫來清洗的。

以五種不同的溫度清洗身體上五個不同的部位，才會真正做到「洗洗更健康」。

1. 以煮沸水清洗外陰

不論男女，外陰部位都是極容易滋生細菌的地方。尤其是對女性來說，一旦外陰滋生了細菌，很有可能使細菌直接侵入陰道，進一步侵入子宮腔、輸卵管等至關重要的生殖部位。外陰作為防止生殖道感染的第一門戶，每天清洗是十分必要的。

清洗外陰的時候要注意，可以使用盆洗，但必須先要保證盆是經過消毒處理的。先放半盆冷水，然後將擦洗的毛巾浸在盆中，放在火上煮沸五至十分鐘左右。然後待到盆中水放涼到合適的溫度，就可以用來洗滌外陰了。煮沸的水本身就已經是殺菌的，此時清潔外陰可以避免二次感染的可能性，是對陰部最有效的清潔方式。

2. 以溫開水清洗乳房

乳房往往是最容易讓人忽略掉的一個出汗部位。現代醫學認為，乳房上存在有皮脂腺和大汗腺，女性乳房皮膚表面的油脂就是由乳暈下面的皮脂腺分泌出來的。所以清洗乳房部位十分重要，但鑑於其地位的特殊性，又和簡單的洗澡有所區分。

如果單純用香皂或者沐浴乳來清洗乳房，很有可能會造成乳房局部過於乾燥，以至於引起脫皮等現象，並且會破壞乳房部位的酸鹼平衡度。這一平衡一旦被打破，想要恢復正常是相當困難的。而香皂清洗掉的，不僅僅是汗垢，還有用來保護乳房部位的油脂。

因此，在清洗乳房的時候最好只使用溫開水，做到簡單的清潔就可以了。

3. 以溫水來清洗牙齒

刷牙是每天早晚都要進行的事情，很多人因為忙於上班而忽略了刷牙這一道至關重要的程式。我們的牙齒在35℃～36.5℃的溫度範圍內才會進行最正常的新陳代謝活動。如果想要更徹底清除掉牙齒中的汙垢，就需要用這個溫度的水來刷牙。研究證明，35℃左右的溫水是最好的口腔清潔劑，單單以其漱口，就能夠讓人產生口氣清新的感覺。

相反，如果不注意刷牙水的選擇，過冷、過熱都會對牙齒以及更為敏感的牙齦形成刺激，會導致在刷牙的過程中出現牙齦出血、牙髓神經痙攣等現象，嚴重者還會導致其他牙病產生。

4. 以冷水來清洗面部

洗臉的時候，以冷水為最佳，其不但可以達到清洗的目的，還有一定的美容功效。面部皮膚因為冷水的刺激，整個循環系統都會被徹底啟動。常用冷水洗臉，可以增加皮膚的彈性，並且還有助於消除臉上出現的皺紋。尤其是在季節交替的時候，用冷水洗臉等於是在無形之中鍛鍊了自己肌膚的抗寒能力，有助於抵抗感冒、鼻炎等症狀，對神經衰弱、神經性頭疼也有一定的好處。

在保養皮膚的時候，可以先用溫水清洗面部，再經過洗面乳、化妝水的使用後，最後用冷水來最簡單的清理，能使面部肌膚毛孔快速收緊，有助於幫助鎖住水分，並保持肌膚彈性。

需要注意的是，不管是在冬夏，使用的冷水溫度都不宜過低，以十度左右為最佳。

5. 以熱水來清洗足部

晚上睡覺之前泡泡腳，是養生之道中必須要提及的內容。用熱水泡腳，可以讓足部的血管得到一定程度的擴張，加速局部血液循環，增加下肢的營養供應。又因為足部存在腑臟的感應穴位，在泡腳的過程中對這些穴位進行適當按摩，也是調理身體的重要手段。

每天堅持用熱水來泡腳，既乾淨衛生，又能夠防病治病。尤其是在冬天常用熱水泡腳，還可以防治凍瘡，更有利於睡眠。

特別提醒的是，每天晚上的泡腳水以 40℃～ 45℃為最佳。

心中有「數」：

記住這五點內容，對身體的各個部位有選擇的進行清洗，可以使洗澡這件看起來最尋常事情有著最不尋常的功效，即能讓全身通泰，又可以袪病延年。

足浴時間一般為二十至三十分鐘

一個人的腳是反映其身體健康狀況的重要器官之一，人的一隻腳上高達六十多個反射區。如果一個女性的腳部乾裂、有屑，就顯示這個人很可能是「陰虛」，需要多食木耳、百合等滋陰之品。現如今，人們對於晚上睡前用熱水泡泡腳的概念越來越明確，但泡腳也要講求科學性和合理性。

在養生經中有一條原則是：「冷水洗臉、熱水泡腳。」中醫上有個說法：「風寒從腳下生」，意思是說天氣冷的時候，因為對足部保暖的不重視，就會因此而出現氣血淤滯、寒性肌肉痠痛、神經末梢循環不良導致的手腳冰涼以及寒性胃痛等因為氣溫低而引起的各種不適。尤其是在寒冷的冬天，用熱水泡腳的確可以產生舒經活絡、溫暖全身的作用。在熱水的刺激下，足部的氣血可以好好運行，透過疏通經絡的方式來使人體驅散體寒，以緩解手腳冰涼的現象，並能夠適當擴張周身微血管，還有著促進腦部供血量增加的作用。如果能在泡腳的時候加入一些生薑片、花椒等輔料，對袪風散寒的效果更好。

熱水泡腳是讓人能夠得到充分享受的過程，但泡腳時間太長則有害無益。尤其是老年人，泡腳時間太長的話容易出現胸悶、心慌的症狀。泡腳以十五至三十分鐘為宜，如果你使用的是電動足浴盆，二十分鐘就夠了，以身體微微出汗為宜。高血壓患者泡腳時間應控制在十分鐘以內。孕婦也不宜長時間用熱水泡腳。

而且現如今市面上在售的許多足浴盆都打著能治百病的旗號，並且還宣布該款產品是老少皆宜，這其實都是對普通消費者的誤導。用熱水泡腳本身就是有禁忌的，並不是人人都使用的養生保健方式。如患有嚴重腳氣的人如果用熱水泡腳，就會使傷口更容易感染。

況且足浴本身只是一種保健方式，並不會對任何疾病產生直接的治療作用。儘管很多足浴盆都有按摩功效，但在使用的時候也不要直接使用按摩功能。在做足底按摩之前，一定要先用熱水泡腳，待到氣血循環通暢、下肢肌肉充分放鬆之後再按摩，才可以避免足夠肌肉被拉傷。

由此，更要對足浴產生足夠的重視。

一般來說，泡腳水的溫度以38℃～43℃為宜，但最好不要超過45℃。泡腳水最好取自來水、河水，但這一點對於生活在城市裡的人多半是難以做到的。如果想透過泡腳治病的，可根據不同疾病在泡腳水中加入不同的藥物。泡腳水的高度最好超過二十公分，以漫過踝關節為最佳。這是因為，中醫上認為踝關節是命門，即便足部血液已經得到充分的激發，如果踝關節這個命門不打開，依舊無法讓全身的血液循環通暢起來。如僅僅是一般保健泡腳，每天一次即可；如患有某種疾病，每天至少兩次以上。

泡腳對時間也有選擇的。如果是兩次的話，就需要上午十點鐘左右一次，晚上臨睡前進行一次。如果僅僅是一次保健性的泡腳，那麼選擇在臨睡之前進行就可以了。因為此時對消除一整天的疲勞感大有好處，可以讓人很容易進入「倒床不復聞鐘鼓」的境界。俗話說，「飯後三步走，睡前一盆湯。」、「睡前洗腳，勝吃補藥。」講的就是臨睡之前泡腳的重要性。

但要注意，如果泡腳時間過長，就容易讓身體出現短時虛脫，會導致更大的危險。

泡腳養生，同樣也講求一個「靜」字。在泡腳的過程中，最好不要讀書看電視，專心在泡腳上，也不要求快。這樣做才能讓這半小時的時間真正產生養生的功效。

心中有「數」：

如果患有慢性風溼以及高血壓等疾病的人，每次泡腳的時間可以適當延長，不必要局限於二十至三十分鐘的時段，可以根據自己的年齡、性別、身體狀況以及在泡腳過程中的感受來自行調整。一般以身體微微出汗為最適宜，泡腳過程中可以自己用手指適當進行按摩。

起床二十分鐘後再刮鬍子

男人很少會主動且刻意保養自己的面部，即便是每天都必須進行的刮鬍子這件事，也僅僅把它當做一項不得不進行的任務去完成。這是對自己不負責任的一種表現。

因為每天的工作都排得滿滿的，人們更不會專門挑出時段來處理自己的鬍子問題。相信大多數男性都是在起床洗臉之後，用刮鬍刀在嘴巴上匆匆刮幾下，只要不存在鬍渣，就大功告成了。

但這樣的做法很明顯是不對的。研究表示，刮鬍子可促進面部的血液循環和新陳代謝，有利於消除面部的皺紋，使男人們顯得年輕。如果不認真對待自己的鬍子的話，你越是粗心大意，就越能夠感覺到自己的面部肌膚開始變得乾燥，甚至會滋生出一些紅斑。這一切的問題，都出在刮鬍子的方式上。

早晨剛起床時，絕對不是刮鬍子的最好時機。最好起床二十分鐘後刮鬍子，才能保持一天的面部清潔。這是因為，每天早晨醒來後，男性的身體經過了一整夜的休息後，已經恢復到了最佳狀態，生殖機能也會特別旺盛，男性每天早晨都會出現的晨勃現象就與此有關。而鬍子作為男性的第二性特徵，同樣與體內雄性激素分泌的多寡有著密切關係。生殖機能旺盛，鬍子生長也快。如果早晨起來就匆匆刮鬍子，那麼很有可能你臉上的鬍子還沒到下午的時候就又長出來了。

男性早晨起床後，最好把需要處理的事情都處理完之後，大約經過了二十至三十分鐘的熱量消耗，體內的雄性激素水準有所回落之後，再去刮鬍子。這時，鬍子的生長速度會明顯減慢，也就不用擔心因為刮不乾淨而影響一整天的容貌了。

刮鬍子前，應先用中性肥皂洗淨臉部。如果臉上、鬍鬚上留有汙物及灰塵，一旦刮鬍刀對皮膚產生刺激，或輕微碰傷皮膚，就會引起皮膚感染。洗淨臉後，將熱毛巾敷在鬍鬚上，使鬍鬚軟化，便於刮理。敷面約三至四分鐘後，再將刮鬍子泡沫塗於面頰、唇周，稍等片刻，以使鬍子變軟，以利於刀鋒對鬍鬚的切割，減輕對皮膚的刺激。

每個男人都要了解自己鬍鬚的生長方向，只有順著它生長的方向刮，才可以最大程度清除掉鬍鬚，並可以減少刺痛感。一般的原則是從鬍鬚稀疏的部位開始，濃密的放在最後，因為刮鬍膏停留得久一些，鬍根就可以更進一步得到軟化。刮鬍子時應繃緊皮膚，以減少剃刀在皮膚上運行的阻力，並可防止碰破皮膚。

很多人習慣刮完鬍子塗上一些鬍後水，實際上這種潤膚水從醫學上講不是必需的，但鬍後水中的某種東西可以讓刮乾淨的皮膚看起來更加容光煥發。需要注意的是不要用含有酒精的鬍後水。

而酷愛運動的男性朋友要注意，在運動前後盡量避免刮鬍子。這時因為人體在運動過程中會流出大量汗液，剛剛刮過鬍子的皮膚對汗液的刺激相當敏感，可能會引起灼疼等不適感。

在刮鬍子的時候，對刮鬍刀的選擇也是有講究的。電動刮鬍刀和手動刮鬍刀各有各的好處，不同喜好的人可以選擇不同的款式。如果想刮得一根不剩，可以選用雙層刀片的剃刀，但一定要記得及時更換刀片，否則就會因為發鈍的刀片而讓你刮鬍子的過程變成一場煎熬。

但不管生活怎麼忙碌，男性都應該真正把刮鬍子這件事情重視起來，因為它關係到的不只是男人的臉面，更是男人的健康。

心中有「數」：

兩次刮鬍子之間的週期長短並沒有特別的要求。這取決於你的鬍子生長速度的快慢、濃密以及其他社會性的要求。

老年人要注意三個半分鐘，三個半小時

人上了年紀後，身體就容易出現問題。一些老年朋友可能會注意到，白天還和其他朋友有說有笑，不料只隔了一個晚上，對方竟去世了。而且有相當一部分老人的死亡是在半夜起床上廁所的時候。其實，這並不是偶然。

老人半夜起床時，如果動作太快，在起床的一瞬間會出現大腦供血不足，進而造成體位性低血壓現象。嚴重時，還會出現腦缺血摔倒，導致心臟驟停。因此醫學科學家經常強調一句話：老年人要注意三個半分鐘，三個半小時。

這三個半分鐘分別是：醒過來不要馬上起床，在床上躺半分鐘；坐起來又坐半分鐘；兩條腿下垂在床沿再等半分鐘。

在第一個半分鐘中，經過了七八小時的睡眠，人體已經適應了躺在床上的睡眠狀態，如果起床後迅速坐起來，腦部得不到足夠的血液供應，會產生頭暈等問題。老年人的體質本身就弱，骨質也較為疏鬆，如果在夜半時分摔倒在地，可能會對身體造成損傷。若長時間起不來的話，就會危及到生命了。

在第二個半分鐘中，坐姿可以慢慢讓身體適應直立的狀態，老年人血液循環的速度以及自身的調節能力低，要特別注意稍微慢一些。

在第三個半分鐘中，兩腿下垂等於是讓全身的氣血都順暢起來。這是因為，起床時，人的血壓會暫態降低，一下子血壓低了，腦部缺血，很容易摔倒。只有這樣做，才會讓上下整體都打通了，避免出現無法預計的意外。

醒來之後，透過這一分半時間的沉靜，可以讓身體的整個機能都從睡眠狀態中甦醒過來，使得腦部、心臟等一些重要的臟器官都得到充足的營養供

應之後，再下床活動，以免引起不必要的心肌梗塞和腦中風。

三個半小時分別是：早上起來運動半小時，中午睡覺半小時，晚上散步半小時。

早上起床運動時，仍要以低幅度的運動消耗為主，或打太極，或者慢跑，可根據自身的情況對運動方式進行選擇。

而中午休息是為了保持下午有充足的精力去進行其他事情。這是人體生理時鐘的需要。老年人睡眠少，早晨也都起得比較早，中午更要在床上休息一會兒。而且，有午睡習慣的人，冠心病的死亡率明顯降低，只要每天堅持午睡半小時，冠心病死亡率可減少 30%。因為，午睡這段時間，血壓是低谷，心臟從而得到保護。

晚飯之後，大約六至七點左右的時段，到公園中適當散散步，不僅有助於消食，還有助於提高睡眠品質，可以有效減少心肌梗塞、高血壓發生率。

不要小看這三個半分鐘、三個半小時，它對我們健康、生命、長壽、健康老齡化有非常重要的影響。

除此之外，老年人還要注意兩種情況下容易發生的「三聯症」：

一是在寒流之後下雪的早上，因為天氣驟變，寒冷、勞累和清晨三個致命要素綜合起來就會提高一些老年疾病的發生率和死亡率。人體在上午的六至十一點被稱作「魔鬼時間」，這一段時間中心血管方面的壓力最大，而且經過一整夜的休息調整後，血液的黏稠度也是最大的，當偶遇寒冷時，血管容易收縮，心臟又需要極大的耗氧量，就會造成高血壓以及心血管方面的疾病，甚至發生猝死。所以，冬天寒流來臨的第二天早上，要格外注意。

二是，在飽餐、飲酒和激動之後，一定要嚴密關切老年人的身體，這三個因素都是造成心肌梗塞和心律失常的直接因素。

心中有「數」：

養生一方面要靠「養」，但更多的力氣還應該花費在「預防」上。人活一輩子不容易，臨到老的時候，更要對自己的健康負責，對家人的關心負責，才能夠活出一個更健康、更有光彩的晚年。

第九章　順時養生，遠離醫生——「數」說四季中的養生智慧

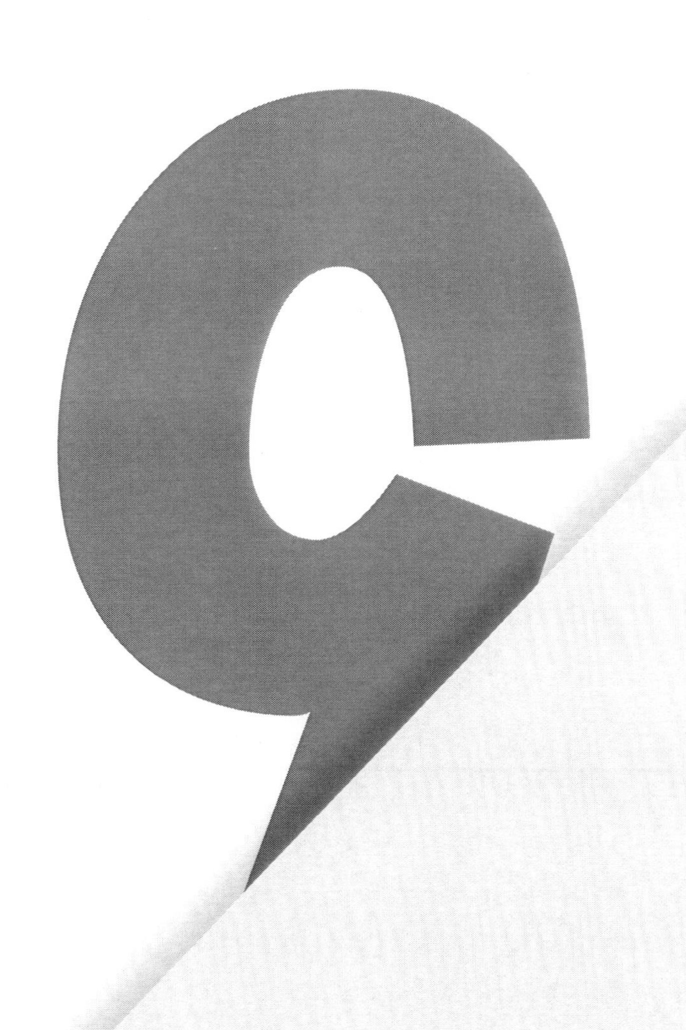

老年人春季保健的「四要五忌」

中醫上講，春天主木，屬於生發的季節。人體在經過了整整一個冬天的蟄伏後，趁著春暖花開也漸漸活絡起來。尤其是對於老年人來說，高血壓、心臟病等心腦血管疾病在冬天寒冷的季節中是非常致命的，春天的氣溫上升，人體中的氣血也會更加順暢，所以有不少老年朋友希望藉由春天這個時節好好為自己做一次保健。

一年之計在於春，春天是投資體質的最佳季節。但春天的氣候也最無常，老年人耐寒性比較差，抵抗力也弱，稍微有一些不注意就會引得舊病復發。如果再因為風寒等原因而給自己增添上新的疾病，不但讓此時的保健活動毀於一旦，更可能會危害到生命。因此，春節保健，老年人尤其要多加謹慎，要講究「四要五忌」。

1. 要注意防風禦寒

春天是一個多風的季節。而剛入春時，溫度還沒有完全升上來，晝夜溫差懸殊。俗話說：「春捂秋凍。」這個時節不要急於脫掉身上的外套，以免寒氣趁虛而入，輕則導致傷風感冒，重則還會讓人感覺到四肢沉重，進而增加支氣管炎和心肺疾病復發的可能性。

因此，老年人要遵行「春捂」的要訣，隨時注意天氣變化，並且根據自己的體質去增減衣物。

2. 要合理調節飲食

傳統醫術《千金方》裡記載說，春季飲食宜「省酸增甘，以養脾氣」，也就說這個時節的飲食中要適當減少酸味而增加甜味，以保養脾氣。老年人的脾胃功能較弱，在飲食上要講究飯菜溫熱、容易消化、品種多樣、營養豐富，可以多吃一些雞肉和魚肉、蛋類、豆類製品，新鮮蔬菜、水果等含有高維他命以及豐富微量元素的食材更是不可或缺。在選擇食材的時候，要適當選擇高糖分和易消化吸收的食物，以增強老年人的體質和抵禦疾病的能力。

3. 要注意起居有時

春天是一年之始，風和日麗的日子也比冬天多起來，這是養生的大好時節，老年人更應該從屋子中走出來，及時到外面鍛鍊身體。此時，老年人在保證了每天六至八個小時的充足睡眠後，還應該做到早睡早起，多晒太陽，多呼吸新鮮空氣。可以根據自身的身體條件適當出遊，這不但可以增添生活的情趣，更能有效幫助人體抵抗「春睏」的狀況，增強大腦神經的調節功能和提高身體對氣候變化的適應能力。

4. 要加強體育鍛鍊

冬天因為氣候的原因，人們躲在屋中。春天陽氣生發，樹林中、江河畔的空氣中富含有助於長壽的一種負氧離子，適當呼吸這裡的新鮮空氣，有鎮靜、鎮痛、止咳、催眠、降壓、消除疲勞、調節神經等功效。所以在這個時節，老年人更應該多走出家門，到野外去散步、郊遊、垂釣，以改善自身的新陳代謝的循環系統，並舒展筋骨，暢通氣血，達到強身健體的目的。

除了以上「四要」外，老年人在春天活動的時候，還要遵守「五忌」。

1. 忌睡眠過多

春天人們總是容易犯睏，但一定要改掉在春天睡懶覺的習慣。中醫認為，久睡傷氣。在床上時間久了，就會直接造成新陳代謝的功能下降，影響氣血運行，使得全身的經脈都變得僵硬而不舒適，營養不足，出現身體虧損虛弱的現象。老年人尤其要記住，其實每天有六至八個小時的睡眠就已經足夠了，早睡早起才更有利於身體健康。

2. 忌懶於活動

既然春天是走出家門參加健身活動的大好時節，老年人也都應該盡情享受室外的新鮮空氣，透過呼吸的方式來清除體內的濁氣，以增強心肺功能。

而且，及時給自己做個日光浴，可以有效殺死滋生在皮膚上的細菌，增強人體免疫力。

3. 忌著衣不當

春天的氣候總是乍暖還寒，老年人的體質差，過早脫掉保暖衣物就容易著涼感冒，可能因此誘發出肺炎、肺氣腫、肺心病等一些常見的呼吸道疾病。所以，即便是溫度已經有所提高，老年人也要根據自身的情況適當穿著背心、外套。

4. 忌食用生冷食品

在飲食上，可以選擇多吃一些營養豐富而又有助於消化的清淡食物，但盡量避免食用生冷的食品，否則會對腸胃造成過度刺激，進而引起不必要的疾病。脾胃虛寒者，早晚天氣比較涼的時候喝一點薑糖水，可以產生禦寒暖胃和防治感冒的雙重功效。

5. 忌四處走動

雖然強調在春天應該多到戶外走走，但卻不要把這一概念理解成為可以四處串門子。因為春天本就是呼吸系統疾病的高發期，其傳染性大，再加上老年人體質弱，很可能會由於你的一次熱心腸而讓自己患上意外感冒。在疾病流行期間，老年人不要頻繁出入購物中心、電影院等人多的公共場所。可以每天吃幾瓣大蒜，或者在室內薰蒸食醋，對呼吸系統的疾病都有防治作用。

心中有「數」：

只要在平時把「四要五忌」放在心上，並應用到日常生活中，在這個陽光明媚的春天裡，就可以去享受大好春光了。

夏季保健的五個錯誤觀念

最典型的夏季特徵就是天氣炎熱，容易使人心煩，所以也就少有人注意到夏天養生的理念。其實，夏季保健也是十分重要的。

夏季是陽氣最盛的季節，氣候炎熱而生機旺盛。此時是新陳代謝的時期，陽氣外發，伏陰在內，氣血運行亦相應旺盛，活躍於身體表面。夏季養生重在精神調攝，保持愉快而穩定的情緒，切忌大悲大喜，以免以熱助熱，火上加油。心靜人自涼，可達到養生的目的。

而夏季保健，一定要避免走進五個錯誤觀念：

1. 天氣熱，少穿衣和喝啤酒都不是消暑的最好方法

通常情況下，天熱的時候，人們都會盡量穿少一些衣服來增加體表汗液的蒸發量，即往往越是天熱，越要少穿衣服。但這是絕對不正確的一個理論。研究顯示，我們裸露在外面的皮膚，雖然確實可以增加身體向外界傳遞的熱量，但有個前提是身體的溫度必須要高於外界環境的溫度。而夏季的氣溫一般情況下都會高於 37℃，也就是我們人體的正常體溫值，此時即便是打赤膊也不會感覺到涼爽，反而會讓整個過程逆向，使自己更感覺炎熱。

而且，人們也都有夏夜喝啤酒消暑的習慣。但啤酒喝多了也會讓酒精在體內產生大量的熱量，會明顯降低人的思考能力和工作效率，甚至能造成工作中的差錯事故。

2. 夏季天亮得比較早，但卻並不是起得越早越好

我們人體從沉睡中醒來，是靠身體的潛意識對光度的感應而進行的。因為夏天天亮比較早，人也容易早醒。但在早晨六點之前，是不宜出門運動的。因為空氣中的汙染物在六點以前還沒有完全擴散，此時正是汙染的高峰期。尤其是在草坪、樹林、花叢等有綠色植物生長的地方，在太陽沒有出來之前，經過一晚上的呼吸作用，這些植物呼出的二氧化碳都聚集在人體的高

度而無法散去，此時起床出門晨練是最不適宜的。

3. 夏季一整天中的氣溫也是有變化的，冷氣的溫度也要跟著氣溫保持變化，不要設定在恆溫狀態。

人體是可以根據外界溫度的變化而對自己的功能進行適當調整，使身體時刻保持「緊張狀態」，以便應對可能發生的溫度的急劇變化，進而提高自我免疫力。但如果在室內把冷氣的溫度一整天都設定在恆溫狀態下時，人體的這種自我調節能力就會大幅度減弱。在突然進入或者走出冷氣屋時，會面對氣溫的變化，在免疫力減弱甚至消失的情況下，讓你毫無防備患上了感冒。

所以不論是居家還是辦公室，在對冷氣溫度進行設定的時候，要把整個房間內的溫度變化幅度控制在 3℃～ 5℃的區間範圍內，以溫度平穩的升高或降低為宜，以便對人體形成更好的保護。

4. 夏季戴太陽鏡，顏色不要過深，這對保護眼睛免受陽光刺激不會產生更直接的作用。

如果墨鏡或者太陽鏡的顏色過深，反而會嚴重影響到眼球對於眼前所發生事情的感知度，會讓人反應更吃力，乃至略有反應延遲的現象。相反，對保護眼睛卻起不到更好的作用。

夏季選擇太陽鏡的標準是：鏡片應能穿過 15%～ 30%的可見光線，以灰色和綠色為最佳，這樣，不但可抵禦紫外線，而且視物清晰度最佳，透視外界物體顏色變化也最小。

5. 即便是一身臭汗，也不要馬上沖涼。

辛苦工作一整天回家後，多數人只想馬上沖個涼，洗掉一身的臭汗。但即便你出了再多的汗，也永遠都不要馬上洗澡。且坐下來等等汗消了之後，再進浴室不遲。這是因為，外出活動時人體會吸收大量的熱量，以至於全身的毛孔都是出於「張開」的狀態。此時馬上沖涼會讓這些毛孔在短時間內迅速閉合，進而會把體內殘餘的熱量密閉起來，有可能會形成高熱症。而這些毛孔一旦密閉起來，留存在其中的汙垢也就很難清除了，對皮膚的健康也是一大威脅。

而且沖涼會使得腦部的微血管也快速收縮，很有可能會引起供血不足，造成頭暈目眩的結局，嚴重者還會引起休克。

所以，每天下班回到家後，先在通風處靜坐一會兒，然後再採取清涼措施，能夠讓你體會到夏天沖涼時的爽快。

> 心中有「數」：
>
> 夏季染病，大都當即發作，故有「六月債，還得快。」之說。其實，只要走出夏季保健的五個錯誤觀念，就能讓自己「無債一身輕了」。

防秋乏，需分四步走

俗話說，春睏、秋乏、夏打盹。處暑的節氣過了之後，燥熱的天氣也慢慢開始轉涼，夏天的煩躁逐漸遠去，但人們卻漸漸產生一種懶洋洋的疲勞感，這就是「秋乏」。

在這一時節，整個自然界都處在陽氣收斂的過程中，人體內的陰陽之氣也開始相互轉化。雖然此時處於秋高氣爽的天氣狀況下，但在整整一個夏季裡，人體的溫度一直處在偏高的狀態下，排出的大量汗水使得體內代謝失調，進而造成腸胃功能減弱，心血管和神經系統負擔增加，再加上得不到充足的睡眠和舒適的環境調節，人體過度消耗了熱量，失去了較多的「老本」。進入秋季後，身體會自動進入調養的狀態中。由於生理進入了修正階段，身體就會出現各種不適，一些潛伏在夏季的症狀就會出現，身體也產生一種莫名的疲勞感，如不少人清晨醒來還想再睡，這種狀況就是「秋乏」。

在中醫上認為，秋天是主燥的，燥熱耗氣傷陰，氣虛導致四肢無力，神疲懶言，陰虛可見咽喉乾、口乾、鼻子乾。秋季養生保健的最點在於保養脾臟，而脾本身又是主管人體四肢和肌肉的。所以當脾出現問題的時候，我們的身體自然就會感到疲乏。

中醫認為秋主燥，「處暑」節氣後，雖然早晚溫涼，但中午氣溫仍然很高，暑溼較重，暑溼最易傷脾，中醫稱暑溼睏脾，而脾主管人體肌肉四肢，當脾被溼睏後，就容易感到疲乏。因此，只有及時把自己的起居生活略作調整，保證充足的睡眠，才能讓身體適應「秋乏」的狀態，以調整出最高的效率去工作和學習。

其實，想要驅走秋乏很簡單，每個人只需要比平時多增加一小時的睡眠時間就可以輕鬆解決問題。

與此同時，要做到驅走秋乏，我們還需要做好以下四步：

首先，要保證充足的睡眠。

夏天晝長夜短，人體也最容易出現睡眠不足的情況下。待到入秋後，就需要把夏季晚睡早起的習慣改一改，盡量在晚上十一點以前入睡，可以提前上床，讓自己進入到備戰睡眠的狀態中，防止第二天上班時犯睏。

老年人要特別注意的是，中午可以稍事休息。因為人上了年紀之後，氣血陰陽俱虧，很容易出現晝不精、夜不瞑的現象。古代的一些養生家都強調說，老人最適宜一有睏意就要上床稍微休息一會兒，尤其是在子午兩個時間休息，還可以降低老人患上心腦血管疾病的風險。

其次，飲食要盡量清淡。

因為秋燥對人體有傷害，所以此時要盡量減少辛辣食品的攝取，包括辣椒、生薑、花椒、蔥、桂皮及酒等等。油膩的食物會在人體內產生使人睏倦的酸性物質，因此應該少吃。

此時，可以適當多補充一些蛋白質，蛋、瘦肉、魚、乳製品和豆製品等都是不錯的選擇。可以多吃一些蔬菜，利用蔬菜中的維他命作為輔酶，來幫助肝臟及時代謝掉體內殘存的物質。蔬菜和水果為鹼性食物，其代謝物能中和肌肉疲勞時產生的酸性物質，使人消除疲勞。還要注意多喝水，這同樣也有利於提神醒腦。

第三，鍛鍊是不可缺少的。

不論何時，養成良好的生活習慣，在早晚時分多出門鍛鍊一下，都可以使自己獲得更加充沛的體能，幫助我們的身心整合到一起，共同戰勝秋乏。登山、散步、做操等簡單運動有助於情緒平靜，解除秋乏。哪怕只是伸個懶腰，也可以有效緩解一時的睏倦。因為伸懶腰時，可使人體的胸腔器官對心、肺擠壓，利於心臟的充分運動，使更多的氧氣能供給各個組織器官。我們犯睏，正是因為大腦供氧不足。一個伸懶腰的小動作，就能把問題解決了。

最後，還可以在室內養一些植物來調整環境。

盆栽柑橘、吊蘭、斑馬葉橡皮樹、文竹和綠蘿等綠色植物的光合作用能有效減少室內的二氧化碳含量，在釋放出氧氣的過程中也就等於在無形中幫助我們的身體抵抗秋乏。如果是在客廳等比較大的地方，可以養殖常春藤、無花果、豬籠草和普通蘆薈。這些植物的特殊功效還在於，它們一方面能抵抗外來的小蟲子，還能夠清理室內環境，吸收到連吸塵器都顧及不到的小微塵。可以算得上一舉兩得了。

心中有「數」：

簡簡單單這四步，就能讓自己安心度過一個更加舒適的秋天。趕去了夏天的煩躁，以及冬日的寒冷還沒有來臨之前，好好享受秋高氣爽月圓夜才對得起自己平日的辛勞。

秋季護胃重「五養」

當夏季的燥熱退去、天氣轉涼後，人們感受最深切的是禁錮了一夏的食慾得到解脫，我們盡享美味。這般暴飲暴食的結果就是：胃及十二脂腸負擔加重，消化道再度受傷。胃病是秋季常見的多發病之一。

腸胃道對寒冷的刺激非常敏感，如果在秋寒的季節不注意加以保護，再加上不規律的飲食，就會讓使腸胃道系統出現反酸、腹脹、腹瀉、腹痛等症狀。尤其是此時天氣晝夜溫差變大，患有慢性胃炎的人，要特別注意胃部的保暖，適時增添衣服，夜晚睡覺蓋好被褥，以防腹部著涼而引發胃痛或加重胃病。

雖然養生上講春捂秋凍，但胃病患者「秋凍」要適度，不要凍出病來。秋季養胃，要做到「五養」，才能讓自己有一個更好的身體。

第一養：飲食調養。

我們吃下的東西、吃的方式、時間、速度，甚至是心情，都影響消化系統的運作。患有胃病的人在秋季一定要更多注重飲食的合理性，應以溫、軟、淡、素、鮮為宜，每餐飯都要做到定時定量，給自己的腸胃道消化也制定出相應的規律。避免暴飲暴食，如果感到飢餓的話，可以選擇少量多餐的方法，使自身胃中經常有食物和胃酸進行中和，從而防止侵蝕胃黏膜和潰瘍面而加重病情。

第二養：忌口保養。

所謂忌口保養，就是要嚴格管好自己的嘴巴。秋季天氣漸漸轉涼，腸胃道又最怕寒冷的刺激，所以此時就不要吃過冷、過燙、過硬、過辣的食物，以免最終造成「病從口入」。同時也要避免飲酒過度，不但傷胃更傷身。造成腸胃健康問題的原因，多半可以歸咎於不良的飲食與生活習慣。尤其是現代人應酬多，暴飲暴食、飲食過於精緻、飲酒過量，都對腸胃造成負擔。所以忌口保養，是最考驗自身的心智和意志力的。

如果服藥，應該嚴格按照說明書上的指導方式進行服用，最好是在飯後才服用，以免刺激胃黏膜導致病情惡化。

第三養：平心靜養。

秋季本來就是一個令人心情舒爽的季節，此時更要做到平心靜氣，淡看所有俗世糾紛。在所有的腸胃道系統疾病中，尤以胃病和十二指腸潰瘍等症狀和人的情緒、心態密不可分。所以，時刻讓自己的情緒處在相對愉快的狀態中，避免緊張、焦慮、惱怒等不良情緒的刺激，工作和休息有機結合，避免因為過度疲勞而產生灰色情緒。只要保持心理上的衛生，對保養腸胃道也是大有好處的。

第四養：運動養生。

越有疾病，其實越應該強調運動養生的重要性。適度的運動鍛鍊，能提高肌體抗病能力，減少疾病的復發。腸胃道不好的人做一些合適的運動，有助於食物更好的被人體消化和吸收，加強腸胃道本身的功能。

因為胃部本身就是消化系統，所以要保養它，最好還是從它喜好的食物上入手。最有助於胃部保養的食物包括：

南瓜 —— 排毒護胃

《本草綱目》載：「南瓜性溫，味甘，入脾，胃經。」常吃南瓜有助於補中益氣、消炎殺菌、止痛。而且南瓜中含有豐富的果膠，可以把腸胃道中的細菌以及殘留物質都吸附到一起排出體外，還能避免胃部免受刺激，減少潰瘍。南瓜煮粥或湯，最是滋養腸胃的好方法。

甘藍 —— 天然胃菜

醫書上說：「甘藍性平味甘，無毒，入胃、腎二經。」而且甘藍也被譽為天然的「胃菜」，這是因為它含有豐富的維他命 K1 和維他命 U，對抵抗胃潰瘍並修復胃黏膜組織有神奇的功效。常吃甘藍，可以明顯提升胃部細胞的活躍程度，降低病變的機率。患胃潰瘍及十二指腸潰瘍的人，可每天以榨汁飲用，還可混合蜂蜜食用，有促進潰瘍癒合的作用。

菠菜 —— 補血利便

《食療本草》載，菠菜可以「利五臟，通腸胃，解酒毒。」菠菜的功效不在於養胃護胃，而是透過菠菜中含有的纖維素來幫助腸胃道蠕動，增進食慾、促進消化，有利於營養的吸收和廢物的排出。但在食用菠菜的時候要注意，菠菜中含有大量草酸，會妨礙身體對鈣質的吸收，另外需要避免與豆腐、紫菜等高鈣食物同吃。在食用之前，只需要用熱水先燙過一遍，就可以去除草酸成分了。

地瓜 —— 養胃去積

《綱目拾遺》這樣記載地瓜的功效：「補中，暖胃，肥五臟。」天氣寒冷的時候，吃地瓜最暖胃，還能夠化除積食，有清腸減肥的功效。但地瓜中的澱粉含量很高，吃完後會轉為葡萄糖，不適合糖尿病患者食用。

心中有「數」：

要對油炸食物、辛辣食物、巧克力製品、柑橘汁、馬鈴薯泥、生洋蔥、冰淇淋、花椰菜和高麗菜這幾種食物要保持一定的警惕，才可以使胃部得到更好的保護。

老年人冬季保健的「三低六忌六注意」

寒冷的冬季是個難熬的季節，尤其是對於身體不方便的老年人來說，想要平安度過這個季節，可真得多費一番心思。從基本的日常飲食到坐臥行走，老年人都要給自己好好規劃一番。

想要安穩度過整個冬天，老年人需要做到「三低六忌六注意」。

「三低」主要是針對老年人在冬季進行的健身運動所提，其分別是：

1. 對運動保持低要求。

老年人因自身身體素養的原因，不要刻意和年輕人相比，要明白自己參加健身活動的目的所在。從減肥和保健的角度來看，老年人其實只需要採取一些徒手的、原始的、簡單的運動方式，就足以實現鍛鍊身體的目的，不要在鍛鍊的過程中摻雜任何有競技和比賽的成分，否則很容易會造成意外傷害。

2. 所採取的運動方式要保持低水準。

通常來說，老年人應努力堅持一至二種可接受的、重複的、低體能要求的健身活動，絕對不能有「藥到病除」速戰速決的想法。即便是以低水準的運動來做保健，只要堅持下去就一定能夠收到成效。且不要把標準訂太高，追求更高效率的運動方式，最後卻會因為身體條件達不到要求反而損傷了自己的筋骨。

3. 運動一定要低強度。

老年人運動和年輕人運動最大的不同點在於強度大小上。但因為老年人有更充足的活動時間，即便是強度小的運動，只要花上了足夠的運動時間，所產生的成效是一樣的。採取較小的運動強度、較長的運動時間，這點非常重要。只有這樣的運動才是安全的、有效的，且不易引發慢性病和因運動而受傷。

「六忌」也是針對老年人在運動保健中容易出現的問題和錯誤而提出的，其分別是：

1. 再喜歡的運動，也要忌過度興奮。

每個人都有自己喜歡的運動方式，每個人也都可能在運動中忘乎所以，但這對老年人來說卻是致命的。過於興奮的運動會使血液循環加快、血壓急劇升高，這對患有高血壓和心臟病的老人來說無疑不是好消息，甚至還有可能危及到生命。

2. 不管從事什麼運動，都忌憋氣運動。

運動到比較興奮的狀態或者吃力狀態時，人都習慣性的憋住一口氣。但人到老年之後，呼吸系統的功能在逐漸減弱，刻意用力憋氣會嚴重損傷呼吸肌，甚至引起肺泡破裂而導致肺部和支氣管出血。

3. 保健運動忌快速和超負荷運動。

老人出來運動身體，最基本的目的是保健，所以不必要進行一些需要快速或者超負荷的運動方式，否則只會加大自身心臟的負擔，容易在運動的時候出現暈倒等現象，輕則造成骨骼變形、損傷，重則還有可能引起生命危險。

4. 最忌帶病運動。

有些老人認為運動能夠給身體帶來好處，即便是身體有些不適，也要強撐著運動。殊不知，在生病的時候，人身體上的各個器官功能都比平時更差，抵抗力也更弱，此時再進行體育運動只會加快對體能的消耗，讓病情變得更嚴重。

5. 吃飯之後，最忌馬上活動。

老年人，尤其是年齡在過了七十歲之後，因為身體的機能已經大不如前，對食物的消化能力也減弱許多，如果飯後馬上起身活動會直接加重心臟的負擔。特別是患有冠心病的老人，此時運動極容易出現心肌供血減少的狀況，加大心肌缺血缺氧程度和擴大其範圍，誘發心絞痛甚至心肌梗塞。

6. 肥胖的老人最忌做爬樓梯運動。

爬樓梯是一項不錯的運動方式，但對於身體肥胖的老人來說卻並不適合。老年人的髕骨關節已發生增生，關節面不平整，這就增加了髕骨與股骨之間的摩擦力，限制了膝關節的活動度，導致老人的膝關節僵硬、活動不便。而爬樓梯本身就是一項運動量十分大的活動，心肺功能不太好的老人也要謹慎而行之。

六項注意主要側重於老年人在冬季中的日常生活，其分別是：

第一：注意保暖。

冬季是高血壓和中風等症狀的高發期，心血管疾病患者也容易產生心絞痛、心肌梗塞、心力衰竭等。如果保暖方式不恰當，傷風感冒反倒是小事；如果引起了如冠心病、肺氣腫、氣喘等危及生命的疾病，就可怕了。所以，老年人必須隨時注意禦寒保暖，要隨天氣的變化及時增添衣褲，避免著涼，防止感冒。

第二：注意飲食。

老年人的冬季食譜要以溫補為主，可以吃一些具有高熱量以及高蛋白的食品，盡量做到葷素、乾稀搭配，每日三餐定時定量，少吃涼食和具有刺激性食物，少吃油膩等不易消化的食物。

第三：注意通風。

儘管冬季天寒地凍，但因為屋中暖氣的原因會使得空氣非常乾燥且汙濁，非常容易引起呼吸道方面的疾病。所以在對室內溫度有效控制的同時，應及時通風，這對增強體質和防病保健都大有好處。

第四：注意多運動。

堅持每天鍛鍊，這對增強體質、防病保健大有裨益。在冬季，老人應在力所能及的情況下多進行戶外活動，但要注意運動方式和運動強度。

第五：注意菸酒問題。

冬天門窗都是緊閉的，在室內抽菸會造成煙霧長久積蓄在屋中，對人體有很大的影響。醉酒後，容易讓人體受到外寒入侵，容易形成寒熱錯雜，會給心肺腦等器官都造成損害。

第六：注意病菌傳染。

冬季是各種上呼吸道感染疾病的多發期，老年人免疫力低下，抗病能力也比較差，更容易染上傳然病，所以要少到人口流動大、人口密集的地方，如商店、娛樂場所等。家裡有傳染病病人時更要注意預防。

心中有「數」：

只要做到以上這十一點內容，並堅持下去，年紀再大的老年人，也都可以讓冬季保健的問題變得更加輕鬆。

冬季洗臉莫做四件事

一年有春夏秋冬四季，這四季中的每一天我們都要洗臉，但卻少有人知道四個季節中要用各自不同的方式去洗臉。尤其是冬天，氣候更加乾燥，此時的洗臉方法遠遠不只是用清水洗淨那麼簡單。

每天洗臉的時候，注意以下四件事情，做到「四不要」，就不會讓早晨的洗臉活動變成無用功。否則既耗時耗力，又無益於皮膚健康。

1. 不要用臉盆洗臉。

臉盆中的水等於是一盆死水，在稍微清洗面部之後，水其實已經變渾濁了，就再難以潔淨臉面。而且，大多數家庭中的洗臉盆都是共用的，這會對臉盆造成二次汙染，還會讓一些面部的疾病形成交叉感染。

2. 不要用肥皂洗臉。

人臉部的肌膚是非常細緻的，而且在面部有大量的皮脂腺和汗腺，其分泌出來的物質可以稱之為天然的皮膚保護霜。人體自我形成的這層保護膜有很強大的殺菌作用，呈酸性，但肥皂趨勢呈鹼性的，如果用肥皂來洗臉，反倒會破壞掉臉上這層保護膜，還會刺激皮膚產生更多的油脂。尤其是對於油性皮膚的人來說，用肥皂看似是在短期內清除了臉上的油汙，但其實會讓你的除油過程完全白費，最後造成越洗油越多的結果。

3. 不要用熱水洗臉。

在熱水的作用下，臉部自我形成那層防護膜也會很容易被清洗掉，尤其是再配以肥皂清潔後，皮膚會感覺到緊繃難受。所以即便是在寒冷的冬天，也不要完全用熱水來清洗。可以適當以溫水清洗掉塵埃，再以冷水來收緊面部肌膚以及微血管。在冷水的刺激下，能有效鍛鍊面部神經和血管，有清醒大腦的作用。

而在冬天如果用熱水洗臉成習慣的話，就會讓肌膚受凍，缺乏足夠的抗寒能力。最好的辦法是先用熱水洗臉，再用冷水洗臉三十秒，這樣還會增強肌膚的彈性。

4. 不要用溼毛巾擦臉。

有的人洗臉的習慣是用洗毛巾來把臉上的各種灰塵擦去。其實，久溼不乾的毛巾是各種微生物滋生的最好場所。用溼毛巾擦臉，就等於是向自己剛剛洗乾淨的臉上塗抹各種病菌。我們常用的毛巾應該保持清潔乾燥，用手洗臉之後用乾毛巾擦乾才是正確的擦臉方法。

那麼究竟怎麼做才是正確的洗臉方法呢？冬天是一個特殊的季節，對皮膚的養護稍微不到位，就會引起更嚴重的皮膚問題。其實，在冬季，掌握了以下四步護臉技巧，你同樣可以有一張嬌嫩的容顏。

1. 清潔用溫水，再用冷水沖洗。

冬天最好選用 35℃的溫水洗臉，因為水溫過高會傷害到皮膚的角質層。過熱的水能徹底清除皮膚的保護膜，易使皮膚鬆弛，毛孔增大，導致皮膚粗糙。用溫水清潔後，還需要用冷水來沖一下臉，這樣做可以收縮毛孔，既能改善面部血液循環，又可完善皮膚組織的營養結構，使皮膚充滿彈性，減少甚至或消除臉部皺紋，並且有利於皮膚對保溼品以及護膚品的吸收。

2. 盡量減少洗臉的次數。

冬天天氣乾燥，皮膚也容易缺水乾燥而變得緊繃。有些人為了保持肌膚溼潤而增加了洗臉的次數，這是非常不正確的。為了避免臉上所分泌的有益油脂喪失，應該盡量減少洗臉的次數。

3. 挑選一款適合於自己的清潔用品。

所使用的清潔用品不需要有很強的去汙能力，洗淨去汙力太強的清潔用品在使用之後，會感覺到皮膚一整天都處於乾燥狀態中，甚至還會出現脫皮。在選擇清潔用品的時候，也不要選擇泡沫太過於豐富的清潔品。乾性或中性肌膚過多使用泡沫清潔產品，往往會使皮膚變得更加乾燥、緊繃，有時還伴有輕癢、脫皮等現象。

4. 洗臉也要掌握好時間長短。

洗臉時間過長，會把揉出來的汙垢又揉進皮膚，清潔掉臉部必要的皮脂，臉部反而更幹。正確做法是，洗面乳停留在臉部四十秒左右即可，洗臉控制在三至五分鐘為宜。

心中有「數」：

冬季雖冷，可也不能忽略了洗臉這件「小事」，我們養生就是從小事中一點一點累積起來的，由此才能成就出一個健康的好身體。

冬季必不可少的六種湯

很多人習慣吃飯要喝湯。煲湯是長時間燉煮的過程，食材中的營養成分透過熬煮而充分融入到湯裡面了，所以喝湯往往有著比吃飯更重要的營養價值。

冬季天氣寒冷，能夠喝一口既保暖又養身體的熱湯是再好不過的事情。作為餐桌上必不可少的佳餚之一，以下這六種湯，是絕對的首選：

1. 抗感冒，必須要喝雞湯。

在傳統的飲食習慣中，雞湯一直有著極高的保養作用，尤以老母雞湯為最佳。母雞湯中含有的特殊養分可以加快咽喉部位以及支氣管黏膜的血液循環，能夠產生增強黏液分泌的作用，可以幫助我們的身體及時清理黏著在呼吸道上面的病菌。冬天是感冒風寒的多發季節，隔幾天就喝一次雞湯，可以有效的加快對咳嗽、咽喉乾燥、喉嚨疼等感冒症狀的緩解，尤其對感冒和支氣管炎有獨到的療效。體弱多病者要多飲用。

2. 抗衰老，必須要喝骨頭疼。

骨頭湯在熬製的過程中，可以把附著在骨頭上的膠原蛋白充分溶解進湯裡。人到中年後，皮膚就很容易出現乾燥、鬆弛、彈性差等現象，尤以皺紋增多最惱人，並且會伴有頭暈、胸悶以及神經衰弱等提前進入衰老期的症狀，嚴重情況下還會招惹到心血管方面的疾病。其實，這些都是身體的微循環不暢導致的。骨頭湯中的膠原蛋白對疏解身體中的微循環有著很好的作用，特別適合於五十歲至六十歲左右正在進入老年化階段的人，另外還能有效改變人體老化速度快的情況，具有明顯的抗衰老療效。

3. 增強記憶力，必須喝麵湯。

麵條是主食之一，在把麵條從鍋裡撈出來後，麵湯千萬不要扔掉，這可是一劑最好的記憶力良藥。人的記憶力與一種稱為乙醯膽鹼的物質有關，這是一種神經傳遞介質，可強化人腦記憶功能，大腦中若乙醯膽鹼不足，記憶力就會大大削弱。補充腦內乙醯膽鹼的最好辦法是及時給身體補充卵磷脂，而麵條是富含卵磷脂的食品之一。因為卵磷脂還有個特點是，它是極容易和水結合的。所以在煮麵條的時候，麵條中的卵磷脂非常容易融入到麵湯中。因此，麵湯的營養價值一點都不亞於其他主食，白白扔掉的話就實在太可惜了。

4. 防氣喘，必須喝魚湯。

魚湯也是我們日常餐桌上最常見到的湯類食品，而且具有抗氣喘的功效。這是因為在魚湯中含有一種十分特殊的脂肪酸，其有著很好的抗炎療效。多食用魚湯，能夠及時阻止呼吸道發炎，防止氣喘病發作。其中，以鮭魚、鮪魚、鯖魚等多脂鮮魚熬湯，效果最好。如果每週都能喝二至三次魚湯，能使我們感染呼吸道疾病以及由此而引發氣喘病的機率減少 75%。

5，抗汙染，必須喝菜湯。

菜湯，顧名思義就是在炒菜的時候殘留在鍋或者盤子裡的湯汁。新鮮蔬菜中都含有大量的鹼性成分，並且很容易溶在湯裡面。這時候的菜湯能夠讓體內的血液呈現出弱鹼性，並且會使得沉積在細胞中的汙染物質以及毒性物質都能夠重新溶解，並隨著人體的尿液排出體外。所以，菜湯也有著「人體清潔劑」的美譽。吃飯的時候喝一點菜湯，是對當下各種汙染物質的最好防禦。

6. 增強新陳代謝功能，必須喝海帶湯。

海帶是一種水生植物，其含有大量的碘元素。碘有助於甲狀腺激素的合成，此種荷爾蒙具有產熱效應，透過加快組織細胞的氧化過程提高人體新陳代謝，並使皮膚血流加快，從而增強人體的新陳代謝功能。並且，碘還被稱作是「智力之花」，適量攝取對提高青少年的智力發育水準也有很大的好處。

心中有「數」：

以此六種湯來滋補身體，可以讓你在寒冷的冬天中充分享受到養生的樂趣。但要注意，任何食物都是以適量為原則的，過猶不及。

第十章　養生的真諦是未病先防——「數」說疾病中的養生智慧

亞健康的發生率為 58.18%

亞健康已經不是個新鮮詞彙。目前，亞健康發生率就在 58.18%。也就是說，平均每兩個人中就有一個人存在亞健康隱患。但由於亞健康不會直接表現為身體狀況上的任何不適應，所以也常常被人們忽略。

雖然我們因為壓力大而經常表現出疲勞和不適，甚至在熬夜、發脾氣等高度刺激狀態下身體會出現緊迫反應，但很難想到會是亞健康在作祟。

還有一個名詞叫做「過勞死」，這是亞健康為人體帶來的極致反應。「過勞死」是一種綜合性的疾病，它不是單純的某一方面器官產生病變而引起身體出現大問題，而是整個身體因為處在非生理狀態的工作中，使得正常的生活和工作規律遭到破壞，致使體內的疲勞狀態瞬間升級，出現諸如血壓升高、動脈硬化等情況，最終導致致命。

這是亞健康給我們的身體帶來的最大損害。如果你已經出現下列幾種現象，就必須要好好重視亞健康的問題了。

1. 過早出現啤酒肚。

年齡在三十五歲之前，就已經出現腹部隆起的現象，這並不是生活發福的徵兆，很有可能代表你的身體正在產生病變。此時，高血脂、高血壓、脂肪肝和冠心病等問題可能已經悄悄瞄準了你的健康。

2. 過早出現掉髮、斑禿、早禿等衰老現象，並且身體上明顯出現老齡化病症。

掉髮其實只是一種表象，這和體內的性激素分泌水準有關。與此同時，如果你的身體還出現排泄次數明顯多於常人，消化系統和泌尿系統皆有明顯的衰退現象，甚至連性能力都出現些微障礙，以及中年人過早出現腰痠腿痛、性慾減退，男子陽萎，女子過早閉經，都是身體衰退的第一訊號。這已經證明你的身體中的亞健康狀態開始轉化為更明顯的狀態了。當你的年齡還不滿四十歲，出現這個問題卻不去重視，就可能會出現更大的健康問題。

3. 記憶力衰退是最明顯的表現。

當你年紀尚輕，卻無法輕易在腦海中回憶起某個熟人的名字時；當你意識到自己的心算能力越來越差時；當你會經常為了做過的某事而出現後悔、易怒煩躁甚至悲觀而無法自控的情緒時；當你覺得自己的注意力很難集中在某件事情上時；當你發現自己的睡覺時間越來越短，並且還經常出現頭痛、耳鳴、目眩但經檢查卻沒有任何異常時，這就證明你已經處於亞健康狀態了。

如果你出現了以上情況中的幾種綜合表現，說明亞健康早已潛伏在你的身體中了。相關專家提出警告：只要出現了其中兩項，我們的身體就已經處於黃牌警告期；如果出現了三至五項內容，說明身體已經進去紅牌期了；若是出現了六項以上，等於你就已經把自己早早歸到過勞死的預備軍中。

所以，如果你在日常生活和工作中已經明顯感覺到了相關的變化，就要在這些方面加以注意，可以適時調適自己的工作節奏，避免腦力工作或體力工作過度；培養對工作的興趣、正確認識退休等，對糾正亞健康狀態有益。

想要改變亞健康狀態，並不需要馬上用藥物進行治療，心理調整才是關鍵。預防亞健康狀態，需要做好「平心、減壓、順鐘、增免、改良」10字方針：

1.「平心」，即平衡心理、平靜心態、平穩情緒；

2.「減壓」，即適時緩解過度緊張和壓力；

3.「順鐘」，即順應好生理時鐘，調整好休息和睡眠；

4.「增免」，即透過有氧代謝運動等增強自身免疫力；

5.「改良」，即透過改變不良生活方式和習慣，從源頭上堵住亞健康狀態發生。

健康與不健康，關鍵的鑰匙還是掌握在我們自己手上。每一條路其實都是自己的選擇，明白了這一點，也就能對亞健康產生更為積極的認識。

心中有「數」：

相關調查顯示，影響亞健康的職業因素依次為：精神壓力大（61.76%）、腦力工作過重（47.31%）、人際關係緊張（36.79%）、體力工作過重（32.97%）、工作不順利（30.08%）、待業（或退休）（26.30%）、工作單調（22.27%）、工作中求勝心切（17.86%）。

血壓不能高於 120/80mmHg

高血壓是一種以動脈壓升高為特徵，伴有心臟、血管、腦和腎臟等器官功能性或器質性改變的全身性疾病。所以，不要單單只看自己的血壓數字，其給身體帶來的影響往往是有聯動性的。

血壓高是危害人體健康的致命殺手之一。人上了年紀後，血壓稍微高一些也是正常的衰老表徵，但如果你的血壓已經高於 120/80mmHg，即高壓 120、低壓 80，那麼就要在日常生活中多多注意了。

血壓升高是多種疾病的導火索，會使冠心病、心力衰竭及腎臟疾患等疾病的發病風險增高。又由於部分高血壓患者並無明顯的臨床症狀，高血壓又被稱為人類健康的「無形殺手」，因此就需要我們平時多量一量自己的血壓，如果出現一丁點的異常，都必須引起足夠的重視。

根據血壓升高的不同，高血壓分為 3 級：

- 1 級（輕度）：收縮壓 140 ～ 159mmHg；舒張壓 90 ～ 99mmHg
- 2 級（中度）：收縮壓 160 ～ 179mmHg；舒張壓 100 ～ 109mmHg
- 3 級（重度）：收縮壓≥ 180mmHg；舒張壓≥ 110mmHg

單純收縮期高血壓 收縮壓≥ 140mmHg；舒張壓 <90mmHg

除了這些資料之外，我們還可以從一些臨床表現上來判斷自己的身體是不是已經受到了高血壓的困擾。

1. 頭疼

和一般頭疼部位不同的是，患有高血壓之後的頭疼往往是出現在後腦部位，並且還經常伴有噁心和嘔吐的現象。有時候頭疼的情況會很劇烈，這是開始向惡性高血壓轉化的訊號。

2. 眩暈

出現眩暈的情況以女性患者居多，多表現在突然蹲下或者站起時。這是最明顯的表徵，一旦暈倒，很可能會造成致命的傷害。

3. 耳鳴

在相對安靜的情況下，卻能夠感覺到雙耳長時間持續耳鳴，這種情況也要引起注意。

4. 心悸氣短

當血壓超過正常值時，會容導致心肌肥厚，進而出現心臟器官擴大、心肌梗塞，甚至還會造成心臟功能有所損傷等情況，這些內在的傷害都有可能會導致出現心悸氣短的症狀。

5. 失眠多夢

此種情況多表現為晚上入睡困難，早晨很容易醒過來，並且在入睡的過程中總是出現各種夢境，很難進入到深層次的睡眠狀態中。這與大腦皮質功能紊亂及自主神經功能失調有關，也要歸咎於血壓升高造成的損害中。

6. 肢體麻木

最常見的表現是手指或腳趾出現麻木的感覺，或者總感覺皮膚上有螞蟻在爬行，由此會導致手指不靈活的情況。當血壓明顯超過正常水準時，甚至可能在身體的其他部位也有可能出現麻木的情況，嚴重者還會導致半身不遂。

再結合這些身體所呈現出來的外在訊號，以及測血壓儀器給出的資料的雙重結果下，我們是沒有必要而誠惶誠恐的。儘管血壓升高，但只要掌控得當，並不會出現危及生命的情況。掌控血壓，需要做到：

1. 每天中午都要小睡一會兒，一般以半小時至一小時為宜，老年人也可延長半小時。無條件平臥入睡時，可仰坐在沙發上閉目養神，使全身放鬆，這樣有利於降壓。
2. 晚餐盡量少吃，否則會加重腸胃功能的負擔，影響睡眠品質，且不利於血壓下降。晚飯可以吃一些利於消化的事物，保持飲水量，可避免夜間血液黏稠。
3. 睡前盡量避免過於興奮的娛樂活動，要學會控制情緒，避免在娛樂中過於認真或激動，否則會導致血壓升高。也不要久坐於電視前，避免看過於刺激性的節目。
4. 要保持睡前泡腳的好習慣，可以適當按摩足心，促進血液循環。儘管患有高血壓的人多多少少都存在睡眠問題，但不要養成依賴安眠藥入睡。
5. 早晨起床要緩慢，醒來之後應該先在床上仰臥，活動四肢和頭頸部，使肢體的肌肉和血管平滑肌都恢復到適當的張力後再起床。起床時要慢慢坐起，避免引起頭暈。
6. 可以選擇一些略微舒緩的運動方式來鍛鍊，避免劇烈運動，這助於高血壓患者控制病情，改變血壓起伏不定的狀況。老年人多練習太極拳是很好的選擇。

心中有「數」：

正確而適宜的調養護理，能夠提高和鞏固降壓效果以及有效控制病情的進一步發展。控制高血壓，只需要記住「節制七情、生活規律、適當運動、調節飲食，戒菸限酒。」這幾條原則，就能讓自己生活在合理的血壓範圍之內，不用再為 120/80mmHg 的標準擔憂。

空腹血糖不能高於 5.6mmol/L

顧名思義，血糖就是血液裡的糖分，多指葡萄糖成分。因為人體的各種組織和細胞活動所需要的能量大多數都來自於葡萄糖，所以我們體內的血糖必須保持在一定的水準才能夠維持正常的生理機能。

正常人在空腹狀態下血糖濃度為 3.9 ～ 6.0mmol/L。空腹血糖濃度超過 6.0mmol/L 稱為高血糖。血糖濃度低於 3.9mmol/L 稱為低血糖。

這些都是有關血糖的基本概念。正常情況下，血糖濃度在一天之中是輕度波動的，一般來說餐前血糖略低，餐後血糖略高，但這種波動是保持在一定範圍內的。但如果在空腹的時候，身體內的血糖水準總是高於 5.6 mmol/L，這就說明你可能已經站在高血糖的邊緣了。

現代人生活水準高，平時進食營養也過於豐富，就會在體內堆積許多超過本身需求的血糖。高血糖的危害性也是很大的。患有高血糖的人，其身體中的微血管就容易發生病變，進而影響到整個微循環都開始出現異常現象。尤其是隨著病情的延長以及治療的不及時等各種原因，微血管方面的病變也會不斷發展並加重，嚴重情況下可以致使患者雙眼失明或者身體某些部位出現殘疾。這是因為，微血管病變主要表現在視網膜、腎、心肌、神經組織及足趾等方面，使患者在身受病痛折磨的同時，更經受心理上的磨難。

高血糖還有可能會引起身體中的大血管發生病變。當我們體內的血糖一直處在較高的時候，就會有一部分血糖隨著尿液排出，這就是糖尿病。糖尿病性大血管病變是指主動脈、冠狀動脈、腦基底動脈、腎動脈及周圍動脈等動脈粥樣硬化。其中，動脈粥樣硬化症病情較重、病死率高。約 70%～ 80% 糖尿病患者死於糖尿病性大血管病變。

由此也可見，預防血糖高對於我們每一人來說都是迫在眉睫的事情。但控制血糖其實也很簡單，病從口來，預防和治療的話也要從口上入手。預防高血糖，可以常吃以下幾種食物：

1. 洋蔥

洋蔥不僅含有刺激胰島素合成和分泌的物質，對糖尿病有輔助治療作用，而且其所含的前列腺素 A 和硫胺基酸，有擴張血管，調節血脂，防止動脈硬化的作用。因此，對糖尿病伴有血脂異常者最為適宜。所以洋蔥可以稱得上是治療血糖高的終極武器。

2. 南瓜

中醫上講，南瓜甘溫無毒，有補中益氣的功效。南瓜中含有一種果糖，它可以有效減緩身體對葡萄糖成分的吸收。南瓜中還含有腺嘌呤、戊糖、甘露醇等許多對人體有益的物質，並有促進胰島素分泌的作用。血糖高的患者可以每天煮 100 克南瓜吃，對改善症狀有很大的幫助。並且南瓜中的果糖可以和我們體內多餘的膽固醇相結合，還有預防膽固醇過高的功效，對預防動脈硬化也有一定的作用。

3. 黃瓜

黃瓜是我們常吃的食品，其有著除熱止渴的功效。和其他蔬菜比較起來，黃瓜的含糖量只有 1.6%，並且還含有豐富的維他命 C、胡蘿蔔素、纖維素以及各種礦物質，對血糖高的患者來說是最佳食品之一。並且黃瓜中含有的丙醇二酸可以有效抑制體內的糖分轉化成脂肪，只需要每天 100 克，就能輕鬆實現黃瓜的藥用價值。

4. 苦瓜

在所有的瓜類食品中，苦瓜是維他命含量最高的。苦瓜中的鉀有非常明顯的降血糖作用，其不僅有著類似於胰島素的作用，並且還能刺激人體釋放胰島素。每天使用一根苦瓜，就可以很簡單的控制好身體內的血糖。

這只是簡單的食療之法，並不能從根本抑制血糖升高。一旦患有高血糖症狀，還需要做到：

1. 不可任意停藥；
2. 按醫護人員及營養師的指示進食；
3. 平日要注意血糖的控制，常檢查血糖值；
4. 盡量避免出入公共場所，以防感染；
5. 如有噁心，嘔吐或發燒時，不可任意停藥，應立即求醫診治；
6. 找出高血糖發生之原因，避免下次再發生。

心中有「數」：

畢竟身體是自己的，如何預防和保護是和自身最密切相關的事情。雖然高血糖是需要嚴加控管的事情，但如果出現血糖過低的情況，同樣也是不能放鬆警惕心的。時常檢測血糖，確保其在 3.9 ~ 6.0mmol/L 的範圍內正常波動，才可以真正放下心來。

血脂中膽固醇不能高於 4.6mmol/L

早在十八世紀，人們就已從膽石中發現了膽固醇。膽固醇廣泛存在於動物體內，尤以腦及神經組織中最為豐富，在腎、脾、皮膚、肝和膽汁中含量也高。膽固醇是動物組織細胞不可缺少的重要物質，它不僅參與形成細胞膜，而且是合成膽汁酸、維他命 D 以及荷爾蒙的原料。人體對膽固醇的需求也包含在此列中。

膽固醇含量多的食物有：蛋黃、動物腦、動物肝腎、墨斗魚（烏賊）、蟹黃、蟹膏等。每人每日從食物中攝取膽固醇 300 毫克，即可滿足身體需求。而膽固醇的吸收率只有 30%，隨著食物膽固醇含量的增加，吸收率還要下降。

儘管膽固醇在人體中進行著有益的生理活動，但其同樣是不能夠過多攝取的物質。長期過量的食物膽固醇攝取，將會導致動脈粥樣硬化和冠心病的發生，並且對已經患有該疾病的患者有加重病情的負面作用。對於健康人來講，每天膽固醇的攝取量應該低於 300 毫克，而患有冠心病或者動脈硬化症的患者，則要降低到 200 毫克。同時，飲食最好是選擇含膳食纖維比較豐富的食物，如芹菜、燕麥、玉米等，茶葉中的茶色素也有著降低膽固醇的功效，而且綠茶要比紅茶的功效好很多。

當人體內的膽固醇高於 4.6mmol/L 時，就要對這一特殊物質的含量進行嚴格監控了。首要做的就是在飲食上嚴格控管攝取量，其次還要注意飲酒的問題。一天只攝取超過 20 克的酒精含量，就會使體內的膽固醇含量升高。

要嚴防膽固醇繼續往上升，就要對日常飲食做出適當的調整：

1. 少吃或不吃動物內臟、蛋黃等膽固醇含量極高的食物。

動物的內臟以及蛋黃中含有大量膽固醇，生物體中血液裡的膽固醇有 70%是由肝臟合成的，100 克豬肝中的膽固醇含量高達 469 毫克，而一顆雞蛋蛋黃中的膽固醇含量也高達 250 ～ 290 毫克，這已經相當於一個成年人一天之內需要攝取的膽固醇總量了。

2. 肥肉和葷油類的食品也要少吃。

肥肉和葷油類食品中含有大量的飽和脂肪，這是促進人體血液中低密度的脂蛋白膽固醇升高的主要誘因，其對人體的危害性甚至要遠遠超過我們通常所提到到的膽固醇本身。所以，日常飲食也要盡量減少肉、蛋、奶類以及乳製品的攝取量。

3. 多吃蔬菜、水果和菌藻類的食物

蒟蒻、木耳、海帶、裙帶菜、洋蔥、南瓜、地瓜等食品中含有的膳食纖維，有助於幫助體內過多的膽固醇代謝出去。人體代謝膽固醇的主要方式是借助於膽汁的作用，參與人體消化或者排出體外，而膳食纖維能更加有效的促進整個代謝過程。大量研究證實，增加膳食纖維的攝取對降低膽固醇的有很好的作用。

4. 日常用油也要有選擇

在平時炒菜時，要多選用橄欖油、茶油、玉米油和菜籽油等油類，這些油類中含有一種叫做不飽和脂肪酸的元素，能有效降低低密度脂蛋白膽固醇的含量，比味道更香醇的大豆油和花生油都更加健康。

膽固醇高的患者還應該多吃一些含高蛋白質的食物、新鮮的水蔬果菜以及豆類製品。每天吃 115 克豆類製品，人體內的血膽固醇可降低 20%，特別是對人體有危害的低密度脂蛋白的降低比較明顯。

要保持血中膽固醇的正常水準，一定要養成均衡飲食的習慣。膽固醇偏低時，可以多吃些魚類、動物內臟、蛋等食物。但控制膽固醇攝取，僅僅是預防血液膽固醇升高以及使升高的膽固醇下降的措施之一。雖然嚴格控制飲食並不能使得人體血液中的膽固醇含量得到完美的控制，但其仍舊會對防止因為膽固醇含量過高而引起你的血脂異常、高血壓、冠心病以及動脈硬化等心腦血管方面的疾病有重要意義。

心中有「數」：

我們身體中的膽固醇主要是來自於人體自身的合成，儘管也有一部分是從日常飲食中獲得的，但其只能占次要的補充部分。但不論何時，防病都要先防口，這是千年不變的法則。

男女痛風發病的比例通常是 20：1

人到了中老年後，痛風症就會成為其常見病症，體型肥胖的中老年男性和絕經期後的婦女更容易患上此症。尤其隨著生活方式的改變，現代人患上痛風的機率正呈現出一種上升的趨勢。

痛風可以發生在人體上的各個部位，尤以關節部位最常見，而且痛起來的時候會讓人感覺痛不欲生。但痛風又很奇怪，它不會在我們身體中持續多長時間，最多七天，它就會像是一陣風悄悄消散。因為雌性激素對痛風的形成有一定的抑制作用，所以絕經後的婦女很容易就患上這一類的疾病。但相比起來，女性患有痛風的數量遠遠不足為道。據統計，男女痛風發病的比例通常是在 20：1，最常見患者出現在年齡四十歲以上由中年正在向老年邁進的男性群體。

痛風偏愛男性也是有原因的。女性體內的雌性激素可以促進尿酸的代謝，而尿酸在抑制關節炎症等和痛風有關的各種症狀方面有很好的作用。男性體內的雌性激素分泌本來就少，再加上其日常的生活習慣很多都不夠科學，長期飲酒和體型偏胖者居多，這都會使得體內的尿酸含量增多。相比女性，男性體內的尿酸含量要高出許多，這就造成其患上痛風的機率也會高出許多。

在所有患有痛風症狀的族群中，整日筵席不斷的發病者要占 30%左右，另有很大一部分患者有著吃火鍋的愛好。這是因為，火鍋的食材多以動物內臟、海鮮貝類為主，並且還時常有飲冰涼啤酒的現象。據統計，吃一次火鍋比一頓正餐攝取的有害物質要高數十倍，一瓶啤酒可使體內的尿酸含量升高一倍。

同時，痛風多發於中老年族群中，是和這一群人常患的某些疾病是密不可分的。高血壓病人患痛風可能性會增加十倍。

一旦被痛風纏上，一生都很難治癒。在調養身體方面，也只能做到盡量緩解痛風給自身帶來的痛苦，卻無法從根本上解決這一問題。儘管如此，我們還是要嚴格控制自己的飲食，要多食瓜果蔬菜，少量肉、魚等酸性食物，做到飲食清淡，低脂低糖，多飲水，以利體內尿酸代謝，減少患上痛風或者痛風發作的機率。尤其是對於男性來說，一定要改變自己不良的生活習慣。不酗酒，限食魚蝦和辛辣、刺激的食物，如果能夠做到戒菸戒酒，那是再好不過的事情。把住「口腹之欲」，改變飲食習慣，可以減少痛風發生率：多飲水，少喝湯；多吃鹼性食物、少吃酸性食物；多吃蔬菜、少吃飯。這些措施都可以適當防治和減輕痛風給患者帶來的傷害。

如果能夠早期診斷，且病人能夠按醫囑治療，現代治療方法能使大多數病人過正常生活。對晚期病人，現代醫術只能產生緩解病症的作用，可以使患者的關節功能得到改善，腎功能障礙也可以一定程度的恢復。在限制攝取總熱量前提下，可以按照「高碳水化合物、中等量蛋白質和低脂肪」的比例來分配日常飲食，能夠對痛風症狀產生很好的調節作用。

有一個小祕方是，喝咖啡有助於降低人體血液中的尿酸，咖啡中的多酚有治療痛風的效果。研究得出來的結論顯示，喝咖啡的人，血液中尿酸會明顯降低，與從不喝的人相比，痛風發病機率降低。已有痛風症狀出現的患者不妨一試。

心中有「數」：

年輕人患痛風誘因較多，這些誘因包括工作壓力大、情緒緊張、疲勞、藥物使用不正確等。在日常生活中，不論你有沒有被痛風糾纏上，都要注意及時減輕自己的體重，並且要注意適當休息，避免過勞和精神緊張。這些都是偏離健康生活的警訊，是維持自身身體健康的基石。

0°C的氣溫是心肌梗塞的警戒值

秋冬季節，當氣溫驟降時，人體耗氧量也會劇增，心臟為了幫助人體維持正常的體溫，需要改變心率和增加血壓，因此就會增大活動量。氣溫變化越劇烈，心臟所承受的負擔也就越重。由此可能導致心臟因為無法承受負擔而出現心肌梗塞的現象。

天氣變化嚴重影響心肺功能。而0°C的氣溫，則是心肌梗塞的警戒值。在嚴寒或強烈冷氣團影響下，冠狀動脈會發生痙攣並繼發血栓而引起急性心肌梗塞。當氣候急劇變化、氣壓低時，冠心病患者會感到明顯的不適。

醫學研究發現，當氣溫降到0°C以下後，寒冷的刺激會使全身血管收縮，反射性的引起冠狀動脈收縮、痙攣，發生心肌缺血缺氧；寒冷還會刺激腎上腺素分泌增加，血黏度增高，容易促使血小板聚集和血栓形成。這些變化都可能導致急性心肌梗塞的發生，危及患者的生命。

所以中老年人尤其要及時注意氣溫的變化，適當使用藥物，以免受溫度變化的影響誘發心血管疾病。在冬季來臨的時候，要做好保暖工作，胸部保暖最為重要。室內的溫度以 18℃～ 24℃為宜。

除了做一些必要的保護措施外，我們自己也要對心肌梗塞有足夠的認識。雖然這是一項極為致命的疾病，但在它發病之前，卻是有先兆的：

1. 如果曾經有心絞痛的症狀，在心肌梗塞發病之前，心絞痛的症狀會明顯加重，並且還會伴有噁心、嘔吐以及大汗等症狀。
2. 如果有條件做心電圖，可以發現心電圖上的 ST 段會有明顯的上升或低谷，患者甚至能感覺到自己心律失常。
3. 老年冠心病患者是心肌梗塞的高危族群。當這一族群突然出現了不明原因的心律失常、心衰、休克、呼吸困難或暈厥等症狀時，一定要給予足夠的重視，這很有可能就是心肌梗塞的前兆。

一般而言，這些症狀都會在心肌梗塞發病前的一週至數週時間內出現，約 40%的病人發生梗塞前一至二天。但即便是出現了這些症狀，也不需要驚慌，冷靜下來認真對待，避免精神上過度緊張。可以先服用硝酸甘油或使用硝酸甘油噴霧，盡量採取臥床的方式休養，並及時和醫院及親人取得聯絡，避免心肌梗塞突然發生而危及性命。

預防心肌梗塞或者在心肌梗塞的恢復期間，還要注意做到「三要、三不要」。

「三要」是：

一要按時服藥，定期複診；

二要保持大便通暢；

三要堅持體育鍛鍊。

「三不要」分別為：

一不要情緒激動，

二不要過度勞累，

三不要抽菸、飲酒和吃得過飽。

而不論何時都不要忘記，多注意天氣，尤其對0°C氣溫多一份戒備，以便做到有備無患，讓健康更有保障。

心中有「數」：

除了一些外在的客觀條件外，出現心肌梗塞也和情緒問題有很大的關聯。儘管秋冬季節相對蕭瑟，但中老年人應該保持樂觀的情緒，保證充足睡眠，不要過度勞累，適當參加一些力所能及的體育鍛鍊，如散步、打太極等，這有助於增強中老年人的體質，提高免疫力和抗病能力。

附錄 1　古代名人的「數字」養生法

「一德」：

明代養生家呂坤說：「仁者可壽，德可延年，養德尤養生之第一要義。」明確提出要把道德修養、品德仁愛作為養生之最高準則。

「二字」：

宋代文學家蘇東坡認為，養生在於「安」、「和」二字。「安」即靜心，「和」即順心。「安則物之感我者輕，和則我之應物者順。」就是說，一個人對世界萬物要有「安」、「和」心態，以達到物我兩相宜之養生境界。

「三戒」：

孔子曰：「君子有三戒：少之時，血氣未定，戒之在色；及其壯也，血氣方剛，戒之在鬥；及其老也，血氣既衰，戒之在得。」意指養生非一朝一夕，乃貫穿於人的一生，要行為檢點，了解得失。

「四法」：

明代醫學家萬密齋提出養生之法有四：「一曰寡欲，二曰慎動，三曰法時，四曰卻疾。」即從保健的角度說，養生要遵從自然規律，並克服不良心態。

「五知」：

宋代名人周守忠說：「知喜怒之損性，故豁情以寬心；知思慮之銷神，故損情而內守；知語煩之侵氣，故閉口而忘言；知哀樂之損壽，故抑之而不有；知情欲之竊命，故忍之而不為。」「五知」養生，勿要使「七情六欲」宣洩。

「六節」：

明代醫學家汪綺石說：「節嗜欲以養精，節煩惱以養神，節憤怒以養肝，節辛勤以養力，節思慮以養心，節悲哀以養肺。」養生重在養身，養身即養好人的「精、氣、神」。

「七食」：

清代養生家石成金指出：「食宜早些，不可遲晚；食宜緩些，不可粗速；食宜八九分，不可過飽；食宜淡些，不可厚味；食宜溫暖，不可寒涼；食宜軟爛，不可堅硬；食畢再飲茶兩三口，漱口齒，令極淨。」飲食得當，肌體調理，是養生的重要保障。

「八樂」：

石成金認為人生之樂是：「靜坐之樂，讀書之樂，賞花之樂，玩月之樂，觀畫之樂，聽寫之樂，狂歌之樂，高臥之樂。」高尚、適宜的休閒方式，也是一種養生方法。

「九思」：

孔子曰：「君子有九思：視思明，聽思聰，色思溫，貌思恭，言思忠，事思敬，疑思問，忿思難，見得思義。」思無邪，養正氣，乃養生之精神。

附錄 2　養生十二訣

一貫知足：知足常樂，開朗愉悅，心懷廣達，得意春風。
二目遠眺：目為心窗，遠眺神生，目遠襟寬，品自高潔。
三餐合度：飲食有節，切忌暴食，食而有度，可得永年。
四季長春：春夏秋冬，生養收藏，順時健康，永保青春。
五穀皆珍：天賜五穀，養生之源，粗茶淡飯，頤養天年。
六欲有節：欲當有度，適則體健，貴在有節，過則傷神。
七分打扮：人貴體質，伴以衣妝，妝端本壯，表麗質彰。
八方交好：高朋遠客，貽衣歡樂，投桃報李，天涯比鄰。
酒薄菸斷：菸危健康，酗酒傷身，戒菸斷酒，行氣壯神。
十分坦蕩：君子坦蕩，天寬地廣，勿患得失，境界自高。
十一有律：時宜有律，合則自由，實事求是，勝算高謀。
十二分開心：灑脫遠憂，樂則開心，平安健康，其樂融融。

數字科學養生法

吃飯只吃 7 分飽、每天行走 6,000 步、睡前泡腳 15 分，用數字避免亞健康上身

作　　者：馬淑君
發 行 人：黃振庭
出 版 者：崧燁文化事業有限公司
發 行 者：崧燁文化事業有限公司
E-mail：sonbookservice@gmail.com
粉 絲 頁：https://www.facebook.com/sonbookss/
網　　址：https://sonbook.net/
地　　址：台北市中正區重慶南路一段六十一號八樓 815 室
Rm. 815, 8F., No.61, Sec. 1, Chongqing S. Rd., Zhongzheng Dist., Taipei City 100, Taiwan (R.O.C)
電　　話：(02)2370-3310
傳　　真：(02) 2388-1990
印　　刷：京峯彩色印刷有限公司（京峰數位）

定　　價：350 元
發行日期：2021 年 10 月第一版
◎本書以 POD 印製

國家圖書館出版品預行編目資料

數字科學養生法：吃飯只吃 7 分飽、每天行走 6,000 步、睡前泡腳 15 分 , 用數字避免亞健康上身 / 馬淑君著 . -- 第一版 . -- 臺北市：崧燁文化事業有限公司 , 2021.10
面；　公分
POD 版
ISBN 978-986-516-880-3(平裝)
1. 養生 2. 健康法
411.1　　110016352

電子書購買

臉書